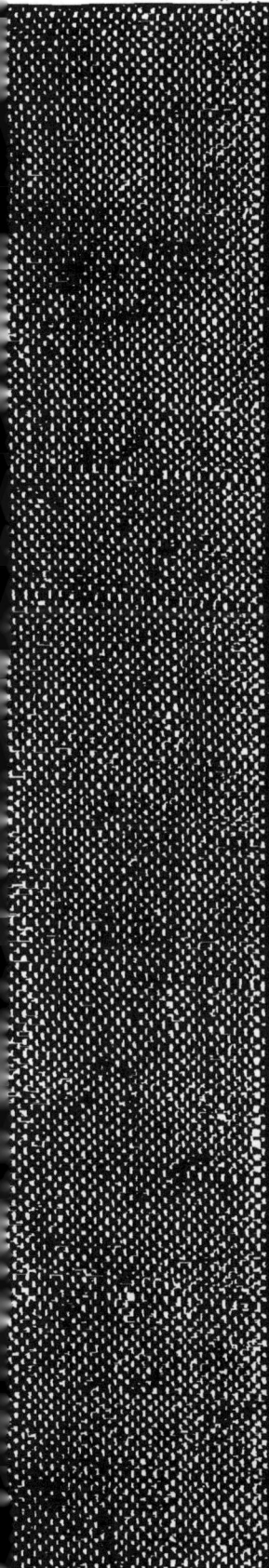

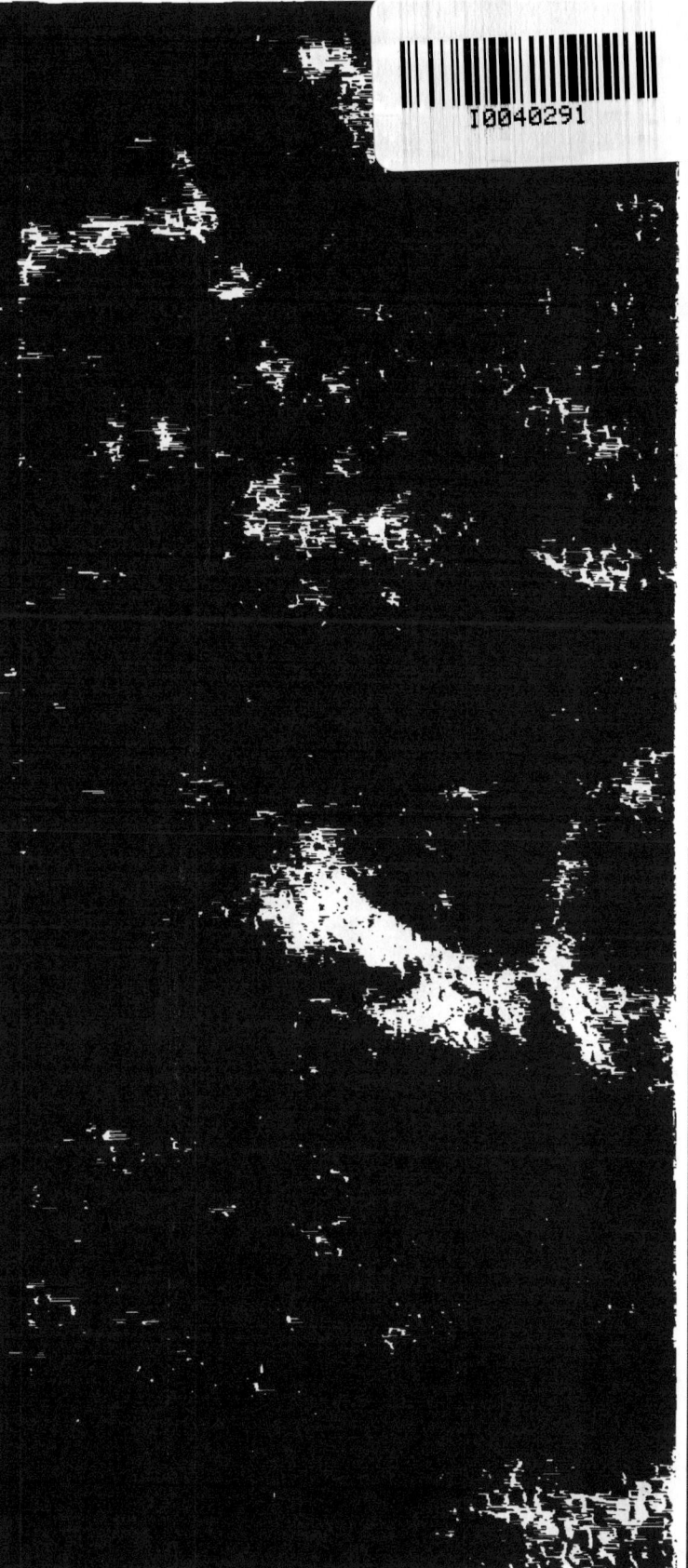

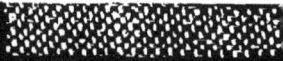

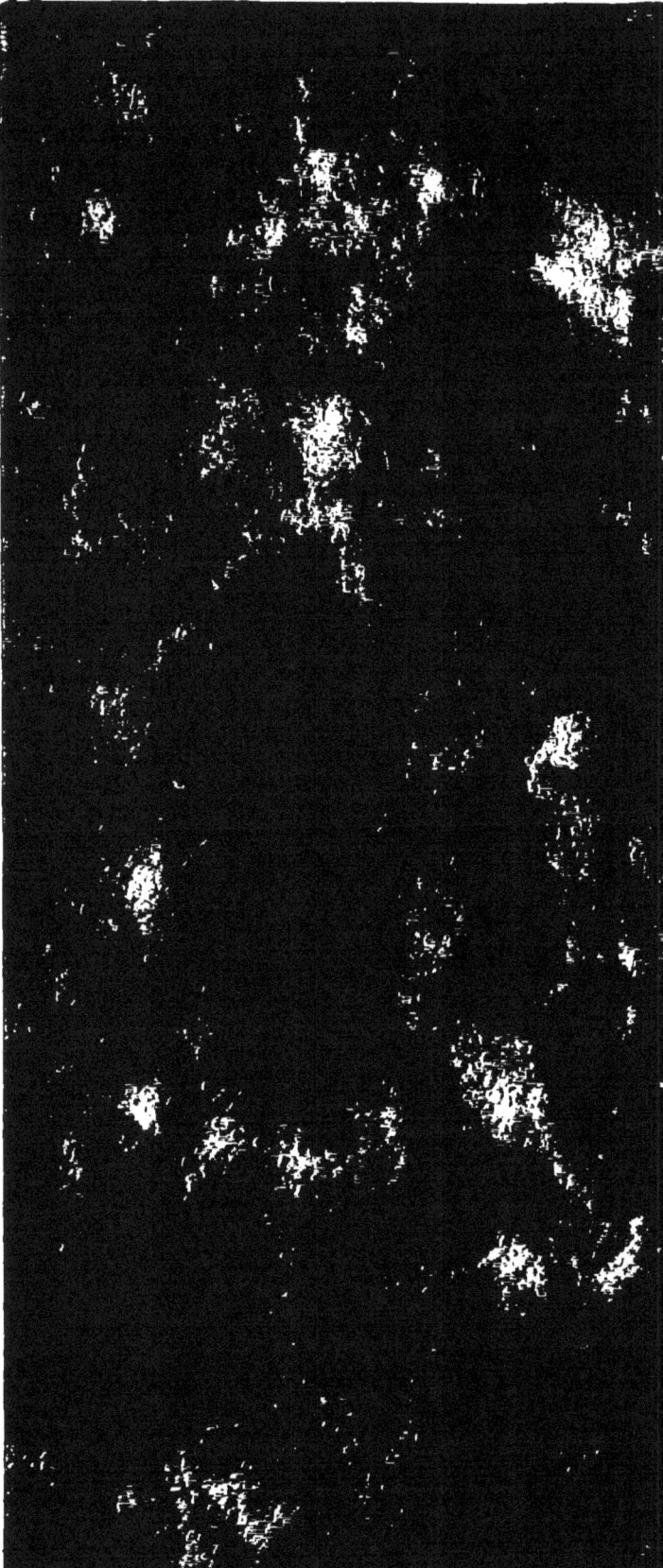

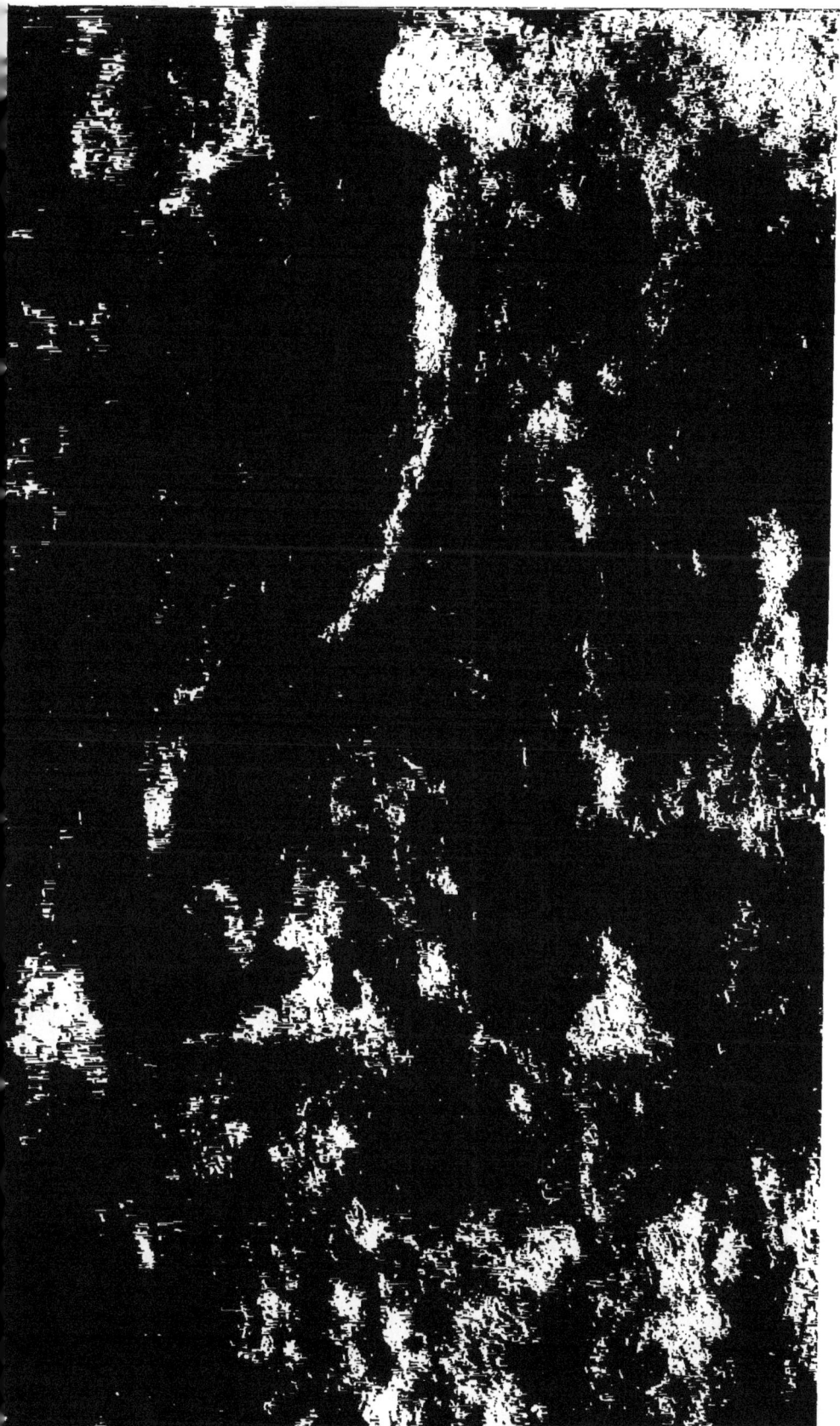

BARASTEREL.

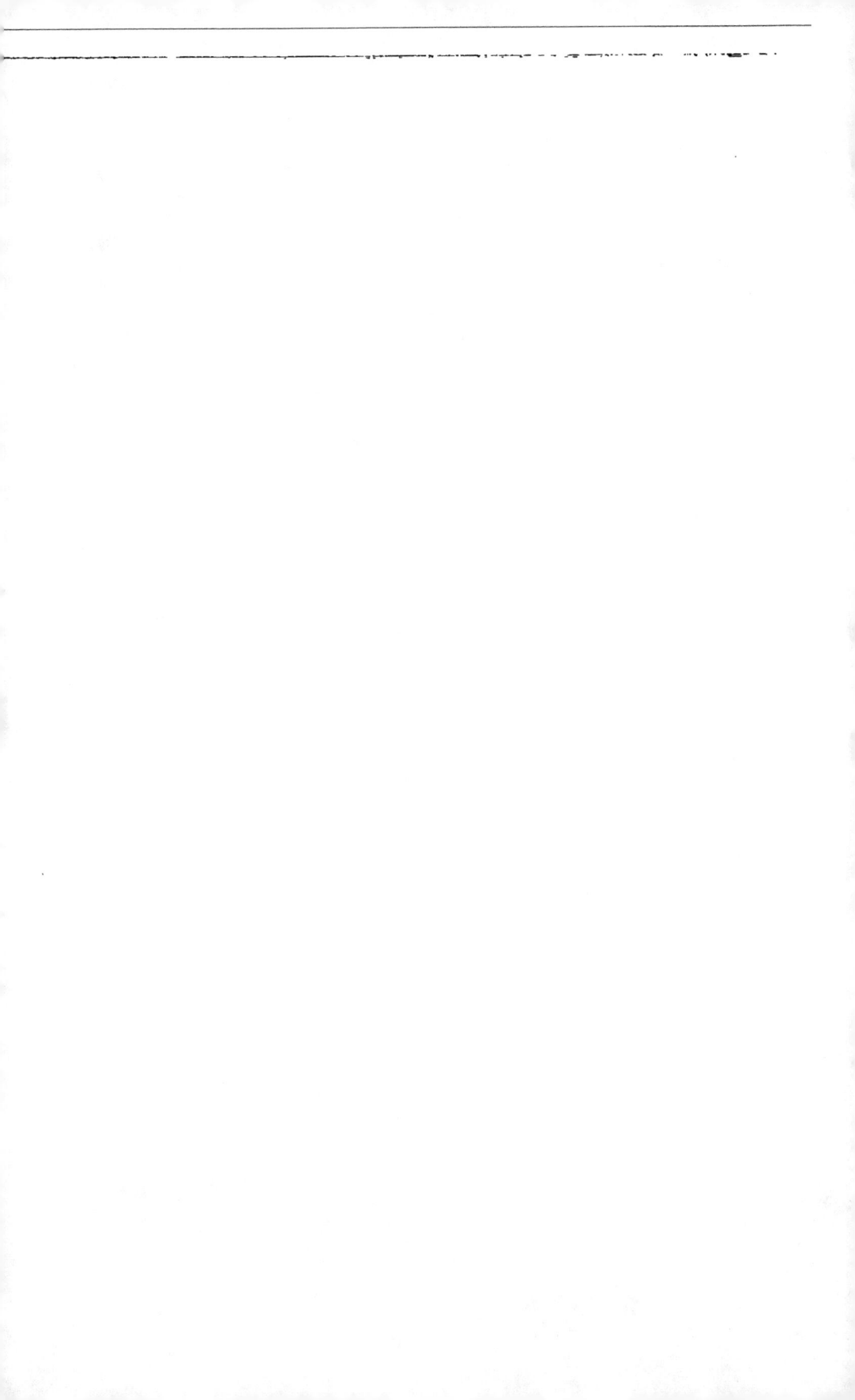

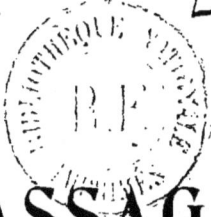

LE
MASSAGE SPORTIF

Le
Massage Sportif

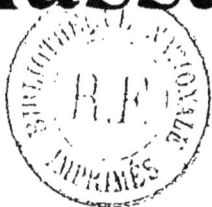

PAR

RAOUL COSTE

Lauréat des Hôpitaux de Paris

Préface du Docteur FRUTEAU

PARIS

GARNIER Frères, Libraires-Éditeurs

6, rue des Saints-Pères, 6

—

1906

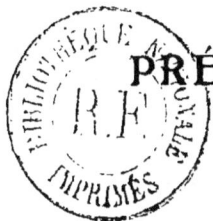

PRÉFACE

Tous ceux qui auront la curiosité de parcourir ces quelques pages pourront se dire, après lecture faite : Voici un livre honnête et d'une utilité incontestable. Je me souviens que lorsque l'auteur vint me trouver pour me demander de lire son Traité et de lui dire ce que j'en pensais, intérieurement, je fis une grimace. Car nous en connaissons des masseurs, nous en côloyons tous les jours, nous sommes à même de juger quotidiennement de leurs méfaits.

Quel est le médecin qui n'a pas eu à s'occuper d'une tumeur blanche du genou portée au summum de l'irritation, déversant son pus dans l'organisme tout entier à la suite d'une série d'écrasements intempestifs accomplis par le masseur du cru ? Quel est le confrère qui n'a pas été appelé auprès de la fille d'un de ses clients, souffrant atrocement des régions ova-

*

riennes à la suite de pseudo-massages abdominaux ? Tout cela est courant. Et vous, brave confrère, vous serez appelé quand déjà le mal est fait, quand déjà le diplômé de je ne sais quel Institut aura produit tous ses ravages, touché de très jolis honoraires, et tiré sa révérence à la famille.

Toutes ces idées me trottaient donc par la tête, et c'est avec une certaine inquiétude que je commençai ma lecture.

De suite, dès les premières pages, j'étais saisi, empoigné. Enfin, je trouvais donc un éducateur honnête, qui me faisait bien voir qu'il ne pourrait rien faire s'il n'avait constamment dans sa mémoire l'anatomie des régions qu'il avait à masser. Pas une manœuvre n'y était pratiquée sans que l'auteur n'en ait expliqué la raison, le mécanisme et les effets produits. A la bonne heure. Ici, pas de charlatanisme : un exposé clair, net, précis de la région musculaire et les différentes sortes de massage qu'on pourrait y faire. Et tout cela à la portée de tous, sans magnétisme ou électro-magnétisme.

Je le répète, c'est bien là de l'honnêteté. L'ouvrage est aussi utile, ai-je dit. En effet, si la jeunesse sportive veut appliquer consciencieusement les conseils de l'auteur, elle en retirera bien des bénéfices. Je m'explique.

Les médecins sont à même de suivre l'énorme popularité, justifiée du reste, dont jouissent, depuis vingt ans bientôt, toutes les variétés de sports.

Mais, s'ils ont vu dans les familles des jeunes gens de quinze ans s'adonner avec passion à toutes sortes *d'exercices, sans règles, sans conseils, qu'est-il advenu par la suite ?*

Au moment de la dix-neuvième année, ces jeunes gens sont fourbus. Vous les voyez reparaître à votre consultation, maigres, plus ou moins voûtés, anhélants au moindre effort. Finis, les exercices. La moindre fatigue est devenue pénible. Il faut refaire cet organisme qui s'annonçait si bien quelques années auparavant.

Eh bien, je pense que les conseils donnés par M. Coste dans son petit Traité seront d'une très grande utilité à ces jeunes gens. Grâce à eux, ils sauront mesurer leurs forces. De plus, un massage approprié saura toujours les maintenir dans l'équilibre nécessaire à la conservation de leur santé.

Lecteur, que tu sois amateur de sports ou non, si tu as souci de ta santé et de celle de ton entourage, lis cet ouvrage. Par les avis que tu en retireras, tu auras une idée précise du but philanthropique qu'a poursuivi son auteur en mettant à la portée de tous cet art si délicat qu'est le massage.

Dr FRUTEAU.

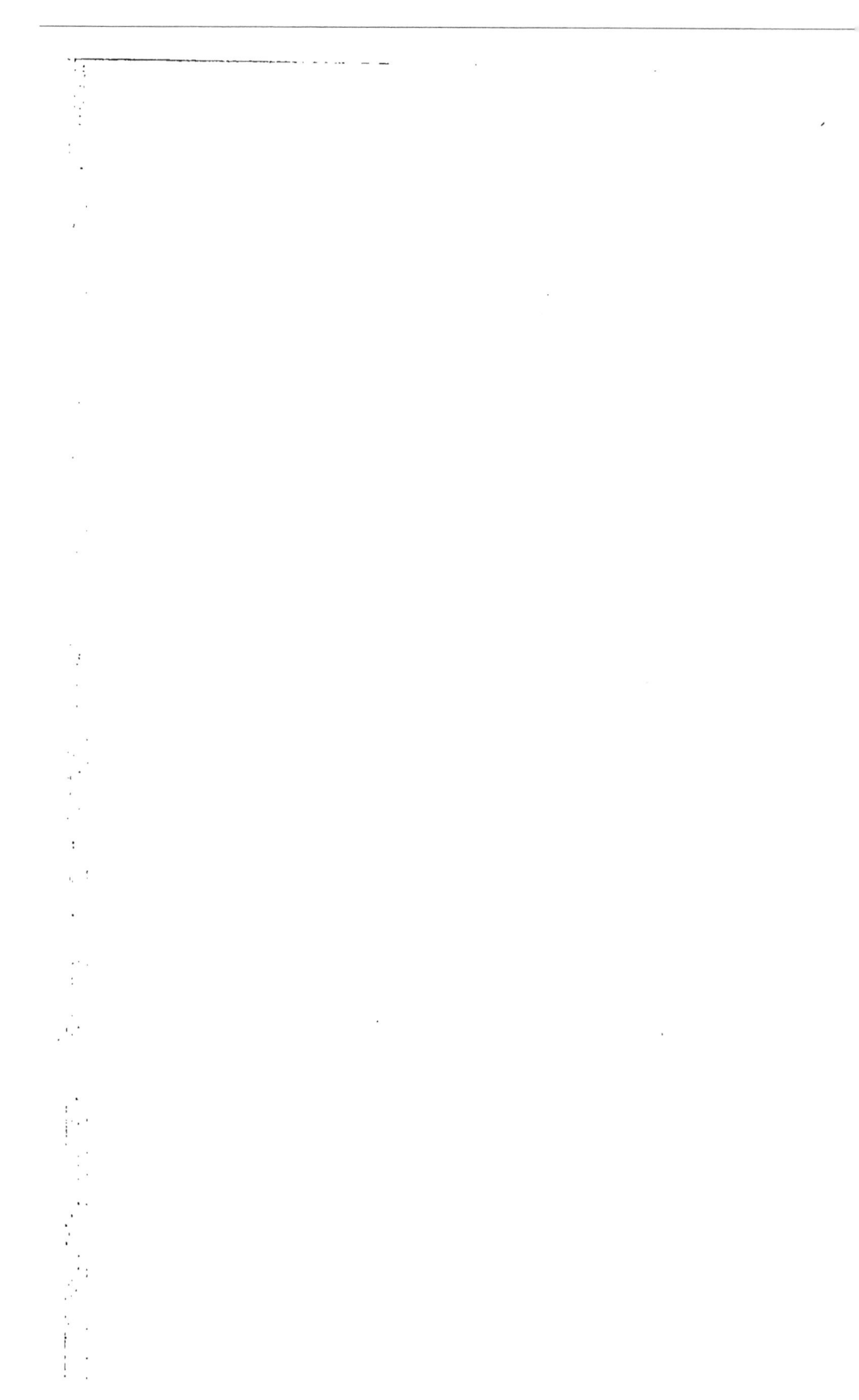

LE
MASSAGE SPORTIF

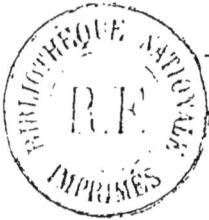

LE CYCLISME

I

Mouvements mécaniques.

Le massage est un art mécanique qui a pour but de seconder la physiologie humaine en activant la circulation du sang et, en l'objet qui nous occupe, en facilitant l'élimination des acides qui sont le résultat des combustions actives que nécessite tout effort physique.

Ces mouvements peuvent être divisés ; au nombre de cinq en l'objet qui nous occupe ils sont : l'effleurage, le pétrissage, l'écrasement, les tapottements, les vibrations.

Ces mouvements sont successifs, c'est-à-dire que cette division n'est qu'un principe, car dans le fait le massage est une suite de mouvements différenciés pour les besoins de la chose.

1

L'effleurage.

L'effleurage est un mouvement qui a pour but d'activer la circulation de retour, c'est-à-dire la circulation veineuse, par une pression continue et progressive, vers le centre ou, pour être plus exact, dans le sens centripète.

Ce mouvement consiste en une pression des

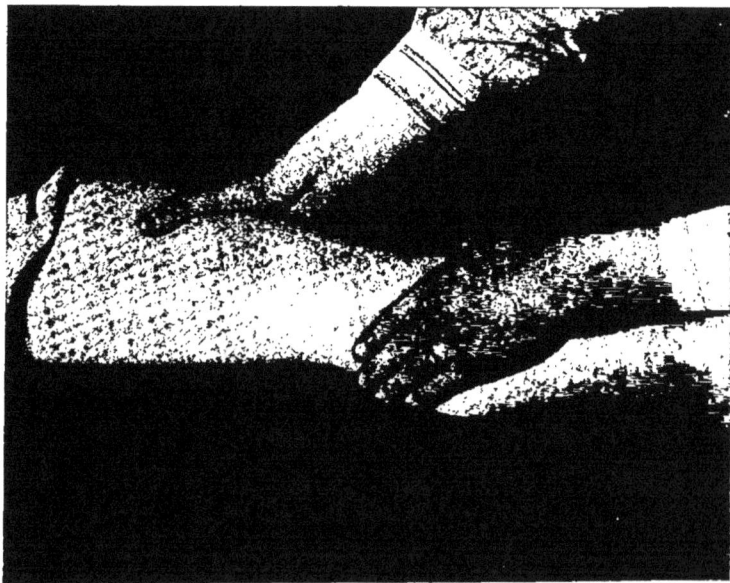

mains posées à plat sur la partie à masser. Un mouvement progressif est imprimé aux bras dans le sens centripète. La pression des mains doit être assez forte, mais cette force doit être distribuée progressivement, sans à-coups.

L'effleurage pourrait être considéré à juste titre comme un mouvement préparatoire. Une dizaine d'effleurages sont généralement suffisants pour préparer le massage proprement dit ; ils doivent être effectués avec une pression et une vitesse progressives, c'est-à-dire que les deux mains qui alternent sur le membre doivent se suivre avec une pression et une rapidité plus grandes après chacun des mouvements effleurants.

Le pétrissage.

Le pétrissage est un mouvement auquel on demande une action éliminatrice sur les faisceaux musculaires ; outre cette action musculaire le pétrissage a encore une action retentissante sur la circulation.

L'action de pétrir un muscle a pour résultat d'accoler très fortement les fibres musculaires et de leur faire rejeter, dans les membranes qui séparent les faisceaux entre eux, les déchets de ces combustions musculaires dont je parlais plus haut.

Le pétrissage est obtenu en plaçant les mains sur le muscle de façon à ce qu'elles épousent bien la forme de ce muscle. La pulpe des doigts faisant légèrement crochet d'une part, et le pouce servant d'appui de résistance à la main d'autre part, l'opérateur imprimera un mouvement de rotation aux poignets en même temps qu'une traction assez forte sur les doigts. Ce mouvement se fera en commençant par la partie du muscle située le plus près du centre.

En effet, il est aisé de comprendre que si l'on veut éliminer les déchets de combustion qui se sont accumulés entre les faisceaux il ne faut pas essayer de vouloir les faire cheminer d'un seul coup ; il faut d'abord éliminer la petite quantité qui, située près des veines, se rejettera dans le torrent circulatoire, dans le système lymphatique ou vers les glandes sudoripares.

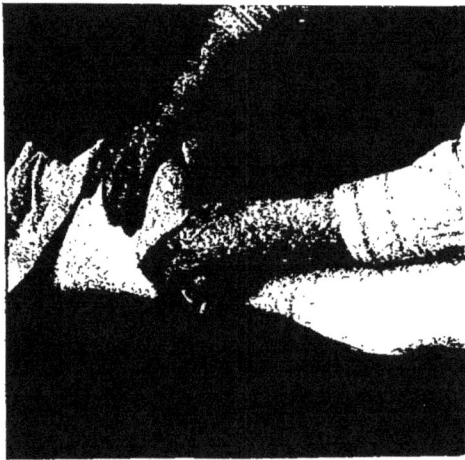

Ayant obtenu ce premier résultat, il est aisé de comprendre quels seront les résultats suivants. Les déchets situés plus loin du centre suivront la même route sans danger d'engorgement sur cette route.

L'écrasement.

L'écrasement n'est pas, à proprement parler, un mouvement bien distinct en ce qui concerne son résultat physiologique ; il ne deviendra mouvement très utilitaire que sur les petits muscles, sur les gaines des tendons pour les lubrifier, sur les culs-de-sac articulaires pour refouler un excès de synovie, ou pour exciter la synoviale un peu paresseuse.

En ce qui concerne sa succession aux mouvements précédents sur un muscle de gros volume, il peut être considéré comme étant le complément du pétrissage ; c'est en quelque sorte un pétrissage plus local et plus profond considéré par son action physiologique.

Ce mouvement peut être obtenu de deux façons : avec la surface externe du poing fermé, avec les pulpes des pouces.

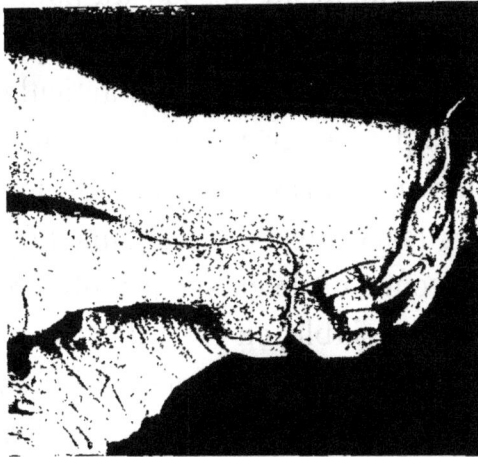

Avec la surface plane des poings fermés on imprime un mouvement rotatoire aux avant-bras ; les poings se suivent ainsi que dans le pétrissage, c'est-à-dire en commençant par le tiers musculaire le plus rapproché du centre.

Il faut, pour exécuter ce mouvement d'une façon convenable, déployer une grande force, mais la déployer progressivement de façon à agir sur les faisceaux musculaires superficiels d'abord et sur les faisceaux profonds ensuite.

Il y a lieu de tenir compte aussi de l'épaisseur de l'enveloppe du muscle (aponévrose), laquelle membrane est parfois une surface de résistance offerte à l'action du massage.

L'écrasement opéré au moyen de la pression des pouces est un écrasement purement local, mais qui emprunte aux autres mouvements leur action révulsive sur les téguments ou les muscles situés directement au-dessus du point à écraser.

Je m'explique : je veux opérer un écrasement sur les culs-de-sac de l'articulation du genou par exemple, pour remédier à un excès de synovie survenu après un effort prolongé. Si je n'excite pas les veines situées dans la partie inférieure et moyenne de la cuisse je n'obtiendrai qu'un résultat inappréciable, en vertu de ce principe physiologique qu'une circulation très active est une pompe aspirante vers laquelle affluent les matériaux résultant des déchets de nutrition.

Cet écrasement s'obtient en fermant les mains, les pouces tendus; la surface plane qu'offrent les quatre phalanges des autres doigts fermés trouve son point d'appui dans les environs de l'endroit où l'on veut appliquer l'écrasement ; on opère une pression assez forte mais progressive de la pulpe et l'on imprime aux pouces un mouvement rota-

toire de plus en plus vite et de plus en plus profond.

Sur une surface ronde, comme la jambe, par
exemple, il est préférable d'accoler les quatre
doigts de la main à la surface opposée au point
d'écrasement. Ceci fait, on applique les pouces et
l'on exerce une pression par rapprochement des
doigts. Toutefois, dans ce mouvement, les pouces
doivent garder une certaine liberté d'action qui
leur permettra le mouvement rotatoire indispensable. Je crois que pour bien exécuter ce mouvement il vaudra mieux faire pression avec la surface
musculaire de la paume de la main, de façon à laisser
les articulations du pouce absolument libres de leurs
mouvements.

Les tapottements.

Les tapottements sont des mouvements destinés
à exciter les muscles, et de fait à activer les
échanges nutritifs entre les cellules de ceux-ci
et le système circulatoire capillaire qui leur apporte
l'oxygène.

La circulation est plus active après les tapottements parce qu'ils ont une action propulsive
sur les veines et une action excitante sur les
artères. La preuve expérimentale de l'action des
tapottements sur la circulation peut se faire de la
façon suivante : on compte les pulsations d'un

homme dont le cœur est normal; les ayant enre-
gistrées, on opère une série de tapottements sur
son dos, dans le voisinage des gros vaisseaux, et
l'on compte de nouveau les pulsations; on s'aper-
çoit alors que celles-ci sont plus rapides et partant
plus nombreuses. Il y a donc eu une activité circulatoire plus grande uniquement due à l'action
des tapottements sur les tissus musculaires des
veines et sur les nerfs vaso-moteurs et vaso-constricteurs. Une autre preuve expérimentale de leur
action sur la circulation dans le muscle peut être
faite en prenant la température locale d'un muscle
avant les tapottements et après ceux-ci. Elle augmentera légère-
ment dans la se-
conde prise, donc
il y a eu activité
plus grande.

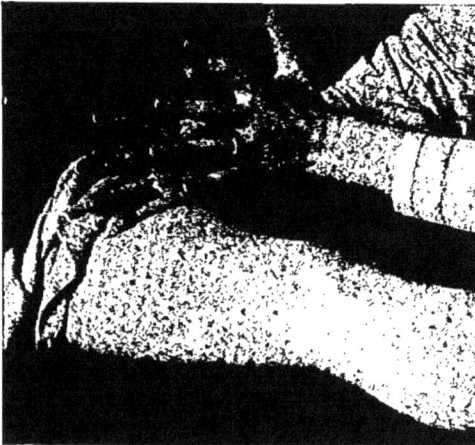

On comprendra
aisément que si
le sang circule
plus abondam-
ment dans un
muscle, les com-
bustions se feront non seulement plus aisément
mais aussi plus régulièrement.

L'utilité des tapottements apparaîtra, en ce qui
nous occupe, lorsqu'on se rendra compte que
l'augmentation des combustions a pour résultat de

produire une plus grande somme d'énergie musculaire sans augmentation de poids ni de volume.

Les tapottements sont parmi les mouvements du massage ceux qui paraîtront les plus simples à exécuter ; mais que l'on ne s'y méprenne pas, car il faudra que l'opérateur arrive à les pratiquer sans boiter, c'est-à-dire sans qu'une main frappe plus vite que l'autre. Il faut que les deux mains tombent dans un rythme très régulier quoique augmentant sa vitesse.

Les mains sont présentées en couteaux à la surface à masser, les doigts sont écartés pour amortir le choc, une main s'élève et pendant qu'elle descend frapper, l'autre s'élève à son tour. Ce mouvement alternatif doit être effectué avec les avant-bras et non avec les bras, seule l'articulation du coude doit jouer. Les tapottements doivent être aussi propulsifs et répulsifs, c'est-à-dire qu'ils doivent s'appliquer sur un mouvement d'aller et de retour. Pour leur donner ces mouvements de propulsion et de répulsion, il faudra imprimer aux bras un mouvement latéral de déplacement à droite ou à gauche.

Toutefois, ce mouvement de déplacement n'excédera pas un champ de 50 centimètres environ ; en dehors de ce champ, c'est le corps de l'opérateur qui devra se déplacer.

Il n'y a pas à tenir compte, dans les tapottements, du mouvement circulatoire, car les tapottements agissent aussi bien sur les artères que sur les veines.

Les vibrations.

Les vibrations qui trouvent une si belle application dans le massage thérapeutique n'ont, dans le massage sportif, qu'un rôle d'à-côté ; mais ce rôle, je me permets d'insister, sera peut-être capital pour quant au résultat d'une épreuve officielle où un organisme nerveux aurait à souffrir d'un état d'inquiétude ou d'excitation.

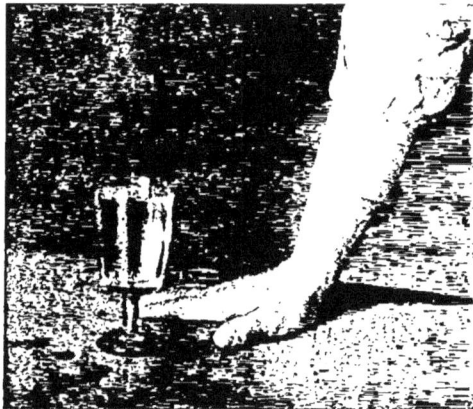

Décrire les vibrations serait peut-être se condamner à une confusion de mots qui ne pourraient que nuire à la compréhension de la chose ; je me bornerai donc à donner simplement un système pratique pour apprendre à bien vibrer.

Pour vibrer il faut mettre son bras en tétanos physiologique ou, plus clairement, il faut le raidir très violemment. Pour apprendre à vibrer correctement, voici un moyen assez rationnel : on place sur une table assez lourde et bien nivelée, une

table en marbre fixée sur pieds de fer, par exemple,
un verre à boire empli d'eau jusqu'aux bords ; on
pose sa main droite bien à plat sur le marbre et
l'on contracte les muscles de son bras. L'eau devra
se rider sans qu'une seule goutte déborde du verre.
Je crois fermement que ce mouvement est très
utile, car on verra par la suite qu'un mouvement
vibratoire calmant, pratiqué bien à propos, pourrait, le cas échéant, dissiper cette nervosité ou cette
inquiétude d'avant le départ, qui a coûté de si
belles victoires à certains coureurs et non des
moindres.

Massage stimulant et massage calmant.

On admet en principe une distinction dans la pratique du massage : le massage de forme stimulante et le massage de forme calmante.

En pratique, cette distinction trouve sa sanction dans le fait expérimental suivant. Prenez un sujet très nerveux, faites-lui quelques effleurages centripètes et demandez-lui quels en sont les effets, il vous répondra que c'est agaçant; faites-lui après quelques effleurages centrifuges, il vous annoncera que cela le calme.

La forme dite stimulante est celle qui aura pour action d'activer la circulation, d'augmenter les combustions intra-musculaires et de communiquer aux extrémités nerveuses, qui aboutissent aux fibres, une excitation qui se traduira par des échanges plus rapides.

Au point de vue sportif il est bon d'envisager ces deux formes de massage, car il est évident que, suivant les résultats de celui-ci, on devra tantôt calmer ou stimuler l'athlète. Il est évident aussi que l'on ne doit pas masser de la même façon une musculature qui doit accomplir un effort comme celle qui vient d'en fournir un. Donc en pratique deux sortes de massage : stimulant, calmant, et une loi pour diriger cette pratique qui peut se résumer ainsi :

Tout mouvement centripète est stimulant et excitant, tout mouvement centrifuge est calmant.

Le massage stimulant consiste en une série d'effleurages, de pétrissages, de tapottements et de vibrations. Il est généralement terminé par une gymnastique de mouvements dits de résistance.

Les effleurages seront au nombre de dix environ, ils devront être pratiqués avec progressivité, tant sous le rapport de la force déployée, tant sous le rapport de la vitesse.

Succédant immédiatement à ces effleurages viendra une série de pétrissages dont la durée sera d'environ cinq à six minutes. Ces pétrissages se feront dans le sens circulatoire, comme ils ont été définis plus haut.

L'écrasement est supprimé dans cette forme de massage, parce que l'on ne demande au muscle qu'une stimulation retentissant sur l'effort à suivre et non une action éliminatrice.

Une série de tapottements suivra ces deux manipulations ; elle ne devra pas excéder une durée de deux à trois minutes environ, car il faut tenir compte de ce que ce mouvement est un des plus énergiques et que son emploi prolongé entraînerait un excès de travail dans les fibres, qui se traduirait par une sensation de fatigue.

Je crois qu'il serait bon, pour clore ce massage manipulatoire, de pratiquer une vibration centripète profonde pour exciter les ganglions nerveux environnants, lesquels sont les accumulateurs de l'énergie nerveuse.

Le massage stimulant peut être considéré à juste titre comme une opération d'assouplissement musculaire. C'est à lui, en effet, que l'on demandera principalement de faire rendre à la fibre son maximum d'élasticité en donnant au muscle sa tonicité.

De cet état de tonicité musculaire dépend, en effet, la qualité physique du muscle en force contractile, en énergie de rapidité contractile.

Ce massage est, par conséquent, l'opération de préparation sportive par excellence.

Le massage dit de forme calmante n'est pas, à proprement parler, un massage auquel on demandera de verser du calme dans l'âme du cycliste, c'est plutôt une opération à laquelle on demandera d'activer la désassimilation des matériaux chimiques inutiles au muscle. Il aura cependant deux buts à remplir : désassimiler et tonifier du même coup l'appareil nerveux excité par l'effort.

Après le travail musculaire que réclame un entraînement journalier, l'acide sarco-lactique sécrété par le muscle se trouvera entre les faisceaux de celui-ci en assez grande quantité pour le durcir ; il est donc logique que le massage, secondant la physiologie humaine, vienne aider le muscle à se débarrasser de cet excès d'acide qui joue là le rôle d'un corps absolument étranger.

Le second rôle que ce massage aura à remplir sera de rendre à l'innervation de l'appareil musculaire et au système nerveux général un juste équilibre afin que cet appareil préside plus judicieusement aux fonctions de nutrition.

On se rend compte aisément qu'un organe dont l'appareil nerveux est surexcité se nourrisse moins bien qu'un organe dont l'innervation n'a eu à subir aucune fatigue.

Ce massage se compose des mouvements successifs suivants : effleurages, pétrissages, écrasements, vibrations.

Les effleurages seront au nombre de dix environ, dans le sens centripète ; ils ont pour but d'activer la circulation de retour. Les pétrissages auront une durée de quatre à cinq minutes, ils seront très profonds et seront complétés dans leur action par un écrasement profond. Cette action sera de rejeter dans la circulation de retour les déchets musculaires. L'écrasement devra porter aussi sur les articulations qui ont toujours à souffrir un peu dans l'effort.

Les tapottements sont supprimés dans cette forme de massage, parce qu'ils sont très excitants et qu'ils occasionnent de nouvelles combustions trop actives.

Pour clore ce massage on effectuera une gymnastique de contre-mouvements ou de mouvements de résistance, et l'on terminera, en fin de compte, par quelques effleurages vibratoires centrifuges qui effaceront l'excitation inévitable que ce massage occasionne.

III

Divisions, par groupes musculaires, de la cuisse et de la jambe humaine.

Pour le masseur sportif, l'idéal serait qu'il eût une bonne connaissance de l'anatomie et de la physiologie humaines ; comme il n'est pas toujours possible au coureur, surtout au coureur amateur, d'avoir à son service un homme compétent, je vais, dans ce chapitre, classer les muscles par groupes. Il sera plus facile de suivre ainsi les phases du massage et cela n'entraînera pas à un mélange de mots techniques qui ne pourraient qu'obscurcir cet exposé.

Le membre inférieur humain peut être divisé dans chacune de ses parties en quatre grands groupes musculaires qui sont : le groupe antérieur, le groupe externe, le groupe postérieur, le groupe interne.

On entend par groupe antérieur la partie de la cuisse qui fait face à l'avant de la personne : ce groupe n'existe pas dans la jambe dont l'os principal, le tibia, est à fleur de peau. Le groupe externe est celui qui se trouve du côté des bras ; c'est un de ceux qui jouent un rôle très important dans la production du mouvement. Le groupe postérieur est celui qui fait face à l'arrière, c'est un groupe très volumineux dans les membres inférieurs. Le groupe interne est celui qui se trouve sur le côté du membre qui fait face à l'autre membre ; c'est, dans le membre inférieur, le groupe le plus chargé en artères et en veines capitales. Dans cette partie du membre, les effleurages et les pétrissages seront pratiqués d'une façon précautionneuse quoique énergique en tant que force progressive.

Tous ces groupes se subdivisent en groupes intercalaires qui, s'ils ont une grande valeur en massage thérapeutique, en ont une bien moindre dans le massage sportif. Je ne les indiquerai donc qu'au titre purement indicatif.

Entre le groupe antérieur et le groupe externe je trouve un groupe musculaire appelé groupe antéro-externe, de même les groupes : postéro-externe, postéro-interne et antéro-interne.

Le pied n'aura pas de telles appellations, je me bornerai à employer les termes usuels et je ne verrai les groupes musculaires que sous les dénominations de cou-de-pied où passent les extenseurs, la plante où passent les fléchisseurs, le bord externe où viennent s'insérer les péroniers.

La souplesse du coup de pédale, qui donne une allure si aisée au coureur en diminuant beaucoup la fatigue, qui provient surtout du mouvement rotatoire des manivelles, s'obtiendra assez facilement en surveillant l'articulation tibio-tarsienne dont les surfaces articulaires sont d'assez grande étendue.

IV

Technique du massage stimulant et du massage calmant.

Un massage stimulant est un massage auquel on demande une action momentanée sur les muscles, qui fasse rendre à ceux-ci leur maximum d'énergie et de force.

Ce massage se pratique de la façon suivante : le coureur, allongé sur le dos et laissant ses jambes dans un état de parfaite inertie, s'efforcera de songer à tout autre chose qu'à l'objet du massage, afin qu'une excitation rachidienne ne vienne pas contrarier l'excitation périphérique.

L'opérateur commencera par traiter les groupes musculaires antérieurs, externes et internes avec une dizaine d'effleurages centripètes. Ces effleu- rages commenceront par le pied pour se terminer au pli de l'aine quand il s'agira des groupes antérieurs et internes, à la ceinture lorsqu'il s'agira du groupe externe.

L'effleurage des groupes externes de la cuisse doit être très profond, car l'aponévrose de leurs muscles étant très épaisse, l'action de ces effleurages serait considérablement diminuée. Je conseillerais volontiers à l'opérateur d'effleurer les muscles de ces groupes avec les phalanges des doigts refermés.

Ces effleurages terminés, l'opérateur effectuera un pétrissage léger qui n'excédera pas une durée de trois à quatre minutes pour le membre, ceci pour éviter la fatigue musculaire que ce mouvement provoque.

Ce pétrissage se fera en commençant de haut en bas, car le mouvement de propulsion qu'il occasionne dans les veines se trouverait annulé si l'on massait en sens contraire.

J'ai dit plus haut pourquoi l'écrasement était supprimé dans cette forme de massage.

Le pétrissage terminé, on opèrera une série de tapottements dont la durée sera d'environ une minute par membre. Ces tapottements se feront sur un trajet d'aller et de retour ; ils augmenteront au fur et à mesure et leur vitesse et leur énergie. Toutefois, il sera bon de restreindre cette énergie sur le groupe interne, qui renferme des vaisseaux capitaux qui pourraient avoir à souffrir de chocs trop violents. J'ai dit que ce mouvement devait augmenter sa vitesse et sa force après chaque trajet d'aller et retour, et cela se comprendra puisqu'on lui demande une action excitante; il ne serait pas logique de vouloir communiquer d'un seul coup, sans méthode, une excitation à un membre dont les nerfs sont difficilement excitables.

Dans le second chapitre j'ai dit qu'il serait bon d'opérer une vibration centripète, elle viendra parfaire l'action du massage stimulant sur l'appareil nerveux et donnera aux vaso-moteurs des veines ainsi qu'à leurs vaso-constricteurs la tonicité suffisante à leur bon fonctionnement.

Lorsque les groupes antérieurs et externes seront massés on fera retourner le coureur dans la position opposée, en lui faisant mettre les jambes légèrement en losange pour que les muscles soient bien au repos; ceci fait, on répètera toutes les opérations précédentes sur les groupes postérieurs de la cuisse et de la jambe, dans cet ordre.

Les effleurages se continueront sur les muscles fessiers en contournant légèrement les hanches, car il y a là deux muscles très volumineux, le moyen et le grand fessier, qui jouent, eux aussi, un grand rôle dans l'effort.

Les pétrissages commenceront par ces muscles, mais dans le sens des fibres, c'est-à-dire en commençant par l'angle de la hanche pour les continuer vers la commissure des fesses.

Ces deux muscles pétris, l'opérateur fera le pétrissage du groupe postérieur de la cuisse. C'est un pétrissage très laborieux eu égard au volume des muscles à pétrir. La même opération se répètera sur le groupe postérieur de la jambe en insistant un peu au niveau du tendon d'Achille.

Les tapottements sont très utiles sur ces groupes et leur vitesse en augmentera l'efficacité ; ceux des fessiers se feront dans le sens latéral.

Je voudrais aussi attirer l'attention de l'opérateur sur la nécessité de masser les muscles lombaires qui fatiguent beaucoup de la traction des bras sur le guidon et qui souffrent aussi de cette position courbée qui ne leur est pas naturelle. Qui n'a ressenti, après une abstention plus ou moins longue de l'usage de la bicyclette, cette fatigue des « reins » ? ce ne sont ni plus ni moins que les muscles lombaires qui manquent d'entraînement.

Le massage des muscles lombaires consiste en une vingtaine d'effleurages dans le sens latéral et ne partant que de la colonne vertébrale pour aller vers le bord de la ceinture. Ces effleurages seront donc communs à chacun des côtés lombaires.

Le pétrissage de ces muscles s'opèrera dans le même sens, mais il sera peu facile de l'obtenir avec une pression du pouce et des quatre doigts opposés ; il faudra, de préférence, le pratiquer avec la pression du pouce opposé aux deux premiers doigts de la main ; ces deux opérations terminées, il sera utile d'opérer une série de vibrations dans le même sens que les effleurages, en donnant un léger temps d'arrêt aux mains de chaque côté de la colonne vertébrale.

Je veux parler un peu des mouvements de résistance, des mouvements que l'opérateur exécutera pour résister à certains mouvements commandés au coureur.

Ces mouvements ont pour but d'assouplir les muscles en leur donnant un maximum d'élasticité.

On commandera un mouvement de flexion de la jambe au sujet, mais après lui avoir préalablement pris le pied en cravate avec les deux mains. On cèdera de prime abord à ce mouvement de flexion, puis on augmentera la force de résistance de façon à contrebalancer presque l'effort produit vers le milieu de la flexion ; arrivé à ce point du mouvement on cèdera graduellement, de façon à permettre à l'homme d'accomplir entièrement ce mouvement.

Cette manœuvre sera immédiatement suivie du mouvement de résistance à l'extension de la jambe.

Le membre étant encore dans la position de flexion, le masseur opposera son propre poids à l'accomplissement du mouvement d'extension, puis, vers le milieu de la course de la jambe, il résistera en s'arc-boutant sur ses jambes ; il finira par céder lorsque la jambe aura marqué un temps d'arrêt et terminera ce mouvement par une bonne traction sur le pied.

Cette opération sera répétée 4 à 5 fois de suite, mais avant les séances d'entraînement seulement, car avant une épreuve officielle ce serait là un surcroît de fatigue, qui pourrait bien devenir préjudiciable par la suite.

Un mouvement très utile aussi, c'est le mouvement de circumnutation de la jambe. Il a pour résultat de frotter les surfaces articulaires du genou et de faciliter ainsi leur lubrification.

Ce mouvement est utile mais non indispensable. Pour reconnaître son utilité, l'opérateur apposera sa main sur la rotule pendant que son client balancera sa jambe dans le vide.

Si des crépitations se font sentir sous la main, c'est que l'articulation manquera de synovie, ou que des concrétions d'acide urique se seront déposées en elle; bref, un état arthralgique latent, car les coureurs ne sont pas à l'abri de l'atavisme et de l'hérédité. Alors, mais seulement alors, il faudra recourir à ce mouvement circonvolutoire de la jambe, qui éliminera ces concrétions gênantes, ou qui provoquera une sécrétion plus active de synovie.

Ce mouvement s'effectue de la façon suivante : l'homme est couché sur le dos en travers du lit, ou du divan, le masseur lui fait fléchir la jambe jusqu'à ramener la cuisse le plus près possible de l'abdomen; ceci fait, il place sa main gauche au pli poplité de la face supérieure accolée à la cuisse, pour la maintenir dans son état de flexion ; il prend alors la jambe au niveau des chevilles et lui imprime un mouvement de rotation de dehors en dedans et de dedans en dehors, alternativement.

Ces mouvements, continués pendant deux ou trois minutes, seront immédiatement suivis d'un léger écrasement des culs-de-sac articulaires du genou, faits aux quatre angles de la rotule, en la supposant de surface carrée (1, 2, 3, 4).

Il reste bien entendu que cette opération ne devra pas, elle non plus, être opérée avant un effort officiel, car elle provoque une fatigue de la capsule articulaire et de la membrane qu'elle renferme.

Je veux donner encore un avis en ce qui concerne la durée du massage et sa vigueur, avant l'entraînement et avant la course.

Avant l'entraînement on devra graduer le massage, c'est-à-dire qu'il suivra une méthode analogue à celle du procédé d'entraînement. Il faut d'abord masser légèrement pour habituer la musculature à ce genre d'exercice, puis augmenter progressivement pour arriver à un maximum de force déployée. Vouloir masser énergiquement dès le début serait condamner le muscle à une fatigue trop subite, qui aurait pour résultat de le durcir. Le procédé serait analogue à celui d'entraîner un homme pour 100 kilomètres en les lui faisant abattre dès les premiers jours, à toute allure. Il faut, en massage comme en entraînement, opérer avec une méthode basée sur l'expérience et le raisonnement.

Avant l'effort en course officielle, il faut que le masseur sportif sache bien que l'on demande au massage sportif d'habituer les muscles à un effort violent. Si sur cet effort violent vient se greffer une fatigue musculaire provenant du massage, on voit le piètre résultat auquel condamnerait ce manque de logique.

Donc, avant l'effort, diminuez les mouvements trop fatigants, trop actifs. Diminuez les pétrissages, faites-les moins profonds, faites les tapottements moins énergiques et, par contre, augmentez les effleurages, quoique dans une certaine mesure, en profondeur, et les vibrations profondes.

Si le coureur est d'un naturel nerveux, facilement impressionnable, avant son entrée en piste, opérez une vibration centrifuge sur la colonne vertébrale, de haut en bas, et répétez l'opération sur les bras, de l'épaule à la main. Cela aura pour résultat de donner un peu de confiance à son esprit inquiet et de lui éviter les fautes tactiques que cette inquiétude pourrait lui faire commettre.

Massage d'élimination.

Nous venons de voir quels étaient les effets du massage sportif stimulant dans son application au sport cycliste, nous allons voir dans ce chapitre quel est le but que se propose d'atteindre le massage dit : massage d'élimination.

J'ai dit en maints endroits de ce traité que l'effort du muscle avait pour résultat physiologique d'augmenter les combustions intra-musculaires. Si l'acide, qui est le résultat de ces combustions, séjournait dans le muscle tout le temps qu'il faut à celui-ci pour l'éliminer par ses propres moyens, il se produirait un durcissement de ce muscle, nuisible à sa force de contraction.

Ceci explique l'état d'infériorité des coureurs de classe (Pottier : 24 heures), qui se sont astreints à un entraînement fatigant trop près d'une course. Ils ne peuvent éliminer à temps tout l'acide qui durcit leurs muscles et sont plus vite la proie de la cruelle défaillance que ceux qui sont entrés en course avec des muscles absolument toniques, c'est-à-dire très élastiques et très facilement contractiles.

Il faut donc que le massage remédie à cet état après chaque séance d'entraînement et qu'il vienne aider la physiologie humaine, laquelle ne fonctionne pas en vue de ces efforts exceptionnels. Il faut aussi qu'il vienne aider nos organismes héréditaires dans lequels fermentent parfois les ferments pathologiques légués par nos aïeux, ou un état constitutionnel dû à une longue ascendance de rabelaisiens.

Pour bien amener une musculature en forme, il faudra que le masseur sportif connaisse un peu l'anatomie et la physiologie propre du muscle ; je vais essayer de lui en donner une description et une explication très brèves sinon très compréhensibles.

Un muscle est composé de fibres musculaires, striées lorsqu'elles sont soumises à notre volonté, comme celles d'un muscle du bras par exemple, lisses lorsqu'elles échappent aux ordres de notre cerveau, comme celles du cœur qui bat malgré nous et à notre insu, sauf quelques cas très rares de névrose spéciale.

Une certaine quantité de fibres accolées les unes aux autres forment un faisceau musculaire qui est associé, dans l'action, aux autres faisceaux, mais qui conserve néanmoins son élasticité propre. Tous les faisceaux réunis forment un muscle, lequel est isolé dans une membrane nommée aponévrose.

Tout muscle est terminé par un ou deux tendons qui lui servent de point d'attache à l'os ou au cartillage sur lesquels ils s'insèrent.

Chaque fibre musculaire reçoit une terminaison nerveuse qui lui transmet le commandement cérébral ; tout faisceau est irrigué par un système artériel, continué par un appareil veineux qui emporte le sang vicié.

Les tendons sont enfermés dans une gaine

séreuse, qui fait suite à l'aponévrose et qui les lubrifie pour faciliter leur glissement.

La physiologie du muscle, au point de vue circulatoire, fonctionne ainsi : une artère principale apporte au muscle le flot sanguin ; cette artère se subdivise en artères secondaires qui se subdivisent elles aussi en artérioles, puis en capillaires.

Ce système artériel a pour mission d'apporter aux cellules qui composent la fibre musculaire l'oxygène qui est l'agent de combustion, sans lequel il n'y a pas de vie possible. Le phénomène chimique de la combustion dans la cellule a pour résultat d'opérer un échange entre la cellule et la veine capillaire qui l'avoisine. Quand la cellule a pris l'oxyhémoglobine au sang, elle contient après la combustion de l'acide carbonique qu'elle rendra à la veine capillaire voisine.

On voit par cet exposé succinct le rôle du massage dit d'élimination.

Ce massage augmentera la vitesse circulatoire, d'une part, forcera l'excès d'acide à affluer vers la veine, d'autre part, qui l'absorbera en vertu de la force attractive de la vitesse du sang. Le muscle retirera donc deux profits du massage : meilleures combustions, plus nombreuses et plus actives aussi ; purification, par l'élimination, des agents étrangers à son fonctionnement physiologique.

Le massage d'élimination doit se pratiquer de la façon suivante : une dizaine d'effleurages sur le groupe antérieur de la jambe et de la cuisse auront pour effet d'augmenter la vitesse circulatoire du sang et, partant, la force d'aspiration au niveau des veines capillaires. Ceci fait, l'opérateur commencera un pétrissage consciencieux de ces groupes musculaires, toujours en débutant par le sommet du muscle pour finir à sa base. Le pétrissage terminé, il fera un bon écrasement, en commençant par le sommet du muscle, et il terminera par une série d'effleurages centrifuges très légers, à fleur de peau, pour neutraliser l'excitation provoquée par ce massage.

Le massage rationnel du groupe antérieur terminé, l'opérateur procédera successivement au massage des groupes externes de la cuisse, puis de la jambe, à celui du groupe interne, toujours dans le même ordre.

Ces trois groupes terminés sur chaque membre, il fera retourner son « poulain » et commencera le massage des fessiers en passant par toute la gamme de ces manipulations. Ceci fait, il continuera par les groupes postérieurs de la cuisse, puis de la jambe.

Il sera bon aussi d'opérer un massage d'élimination sur les muscles lombaires, mais avec cette modification que les effleurages seront vibratoires et très profonds ; ces vibrations auront un retentissement sur la moelle et feront disparaître l'excitation causée par le massage.

Ces vibrations se feront en effleurant dans le sens indiqué plus haut, avec une forte contraction des muscles brachiaux de l'opérateur.

Lorsque le massage d'élimination sera terminé on fera les mouvements de résistance indiqués plus haut, mais beaucoup moins prolongés et beaucoup moins violents.

Il faut qu'après le massage d'élimination le coureur reste une vingtaine de minutes allongé dans sa cabine, non seulement parce que tout mouvement est une cause d'excitation, mais aussi pour donner le temps au massage de produire tout son effet.

Je crois qu'il serait bon de faire une petite marche, le corps en avant, comme la décrivent MM. Raoul et Régnier, mais ceci est du ressort de l'entraînement et je ne veux pas me permettre d'incursions dans ce domaine.

Hélas ! combien sont nombreux ceux qui croient qu'il faille habituer le corps malgré tout à accomplir un effort athlétique, et combien sont nombreux ceux qui commettent l'erreur de vouloir y parvenir par de multiples fatigues, qui ne font qu'appauvrir la physiologie humaine sans tendre un seul instant vers ce but de culture physique, qui est l'idéal poursuivi par les protagonistes du sport !

Je terminerai cet ouvrage, peut-être fastidieux, en affirmant ma conviction qu'un massage bien compris peut rendre de réels services à ceux qui

font profession du sport cycliste, mais je dirai à
ceux qui ne professent pas :

— Si vous pratiquez un sport quel qu'il soit,
souvenez-vous que, pour parvenir à cet idéal de
culture physique que vous rêvez, vous avez un
puissant auxiliaire dans le massage.

D'ailleurs, rien n'est nouveau sous le soleil et
plus d'un Grec eut recours à des pratiques sem-
blables avant de se rendre aux jeux olympiques.

LA NATATION

Considérations générales.

La natation est un des sports les plus utiles à l'homme.

Indépendamment des services que ce sport peut lui rendre dans la lutte quotidienne contre les exigences de la vie, c'est peut-être celui d'entre tous qui développe le mieux la musculature humaine en exigeant de tous les muscles un fonctionnement rationnel et profitable.

Je n'entrerai pas dans les considérations hygiéniques que la natation pourrait m'inspirer, mais je me bornerai à cette remarque qu'un massage combiné avec l'hydrothérapie est toujours plus profitable.

Je m'explique : l'action de l'eau frappant le corps humain est une action révulsive qui a pour résultat d'activer la circulation périphérique en soulageant de ce fait la circulation centrale. Il y a là un avantage énorme pour le cœur et les gros vaisseaux qui, dans la vie sédentaire de l'employé, ont une somme de travail plus grande à fournir.

Joignez à cette action révulsive de l'eau l'action propulso-active du massage, et vous entreverrez quelle économie de travail fera la physiologie humaine, économie profitable au parfait développement des organes de notre corps.

Sans vouloir non plus entrer dans des considérations d'ordre purement biologique, je dirai en passant que la force d'un individu est en rapport direct *avec sa surface* respiratoire, c'est-à-dire qu'un poumon présentant au sang l'oxygène sur une plus grande surface permettra une très grande dépense de ce gaz comburant dans l'organisme et, partant, une production d'énergie en rapport exact avec l'augmentation des combustibles.

Ceci bien admis, il tombe sous le sens qu'une gymnastique pulmonaire augmentant facilement cette surface respiratoire sera l'auxiliaire puissant de quiconque veut augmenter sa force physique.

Je crois, pour ma part, que la natation remplit bien les conditions de cette gymnastique spéciale de l'appareil musculaire thoracique et que ce sport est non seulement une branche spéciale des sports humains, mais un complément de tous les autres sports.

La natation est déjà par elle-même un massage

révulsif, doublé d'une gymnastique complémentaire.

Au point de vue articulaire et, bien entendu, abstraction faite des organismes soumis à des causes morbides, la natation semble jouer le même rôle salutaire.

Elle exige des mouvements très développés en même temps que la pression de l'eau exerce une compression naturelle sur les culs-de-sac articulaires, qui forcent les membranes synovialiques à sécréter normalement. Cette compression pendant le mouvement articulaire a, en outre, cet avantage énorme de renforcer la capsule articulaire qui enclôt toute articulation.

Indépendamment de l'action sur les muscles à fibres striées qui sont soumis à notre volonté, le séjour du corps dans l'eau semble avoir une influence tonique sur l'appareil nerveux, et aussi une influence sur certains muscles à fibres lisses, tels que ceux de l'estomac, par exemple.

Qui n'a éprouvé au sortir d'un bain en eau courante cette sensation aiguë de fringale, et qui ne s'est aperçu de la facilité avec laquelle la digestion stomacale s'opérait ?

Dans la brasse française l'épigastre se trouve comprimé et par, l'ordonnance même des mouvements natatoires, l'estomac subit un massage régulier sur la grande courbure.

L'expérience serait à tenter de savoir si le suc

gastrique et l'acide chlorhydrique ne sont pas sécrétés en plus grande quantité pendant les mouvements aquatiques; et si les contractions musculaires plus actives ne sont pas un puissant excitant de la muqueuse stomacale.

Physiologie du mouvement.

On peut dire que tous les appareils musculaires ont à fonctionner pendant que le corps humain flotte sur l'eau.

Le mouvement des bras demande les contractions des muscles extenseurs et fléchisseurs, leur élévation réclame la contraction des deltoïdes, le mouvement de la tête entraîne l'action du trapèze et du sterno-cléido-mastoïdien.

Le grand dentelé fonctionne pendant l'écartement des bras; les intercostaux ont un jeu plus large parce que les inspirations sont plus profondes.

Les lombaires se contractent pendant le temps où les jambes impriment une poussée violente; les abdominaux fonctionnent eux aussi dans ce mouvement.

Tous les groupes musculaires de la jambe fonctionnent pendant l'action de celle-ci dans la production du mouvement natatoire.

On voit par ce bref exposé qu'aucun sport ne

réclame autant de mouvements que celui-ci et, partant, qu'aucun ne saurait donner mieux que lui un développement plus synthétique à la nature humaine.

L'action de la natation s'étend encore à l'appareil musculaire intestinal.

Indépendamment de l'avantage retiré par l'intestin du mouvement rotatoire exigé par les positions successives du corps, les tuniques musculaires des côlons et du rectum ont une tendance à régulariser leurs mouvements vermiculaires. D'où la régularisation des fonctions de défécation ayant pour résultat d'entretenir une hygiène intestinale rigoureuse.

Du massage général.

Après un bain en eau courante, la logique exigerait un massage général ; je fais mes restrictions pour l'athlète qui veut se spécialiser dans ce sport, estimant qu'en ce cas il vaut mieux hypertophier les muscles qui jouent le plus grand rôle dans la propulsion du corps humain sur l'eau. La portée de ce livre visant, d'une part, le bon équilibre physiologique du corps et, d'autre part, enseignant les moyens de prévenir la misère physiologique de certains organes surmenés par un entraînement rigoureux, je donnerai la description des deux massages appropriés : général et partiel.

Le massage sera donc général lorsque l'individu ne demandera à la natation que plaisir doublé d'hygiène. Il sera partiel lorsque l'athlète aura en vue une perfection de vitesse ou de résistance.

Après avoir laissé le temps matériel au corps humain de rétablir la bonne harmonie qui règne entre les mouvements du cœur et ceux de l'appareil respiratoire, le sportsman se couchera sur le dos, un coussin passé sous le creux poplité des genoux, de façon à bien distendre la sangle abdominale.

L'opérateur fera un massage intestinal de la façon suivante : placé à la gauche de son client, il effectuera une dizaine d'effleurages circulaires partant de la base droite de l'abdomen, c'est-à-dire du cæcum, pour les faire aboutir au niveau du rectum, c'est-à-dire à gauche de l'abdomen.

Ces effleurages seront d'une progression constante tant en rapidité qu'en profondeur.

Un pétrissage profond et sans à-coups suivra ces effleurages ; il sera fait dans le même sens : de droite à gauche.

Un écrasement opéré avec les pouces suivra le pétrissage, mais cette fois en débutant par le rectum pour terminer au cæcum. Il est évident qu'il ne faut pas vouloir faire descendre les matières fécales d'un seul coup dans le rectum, mais bien petit à petit de façon à ne pas provoquer un engorgement intestinal.

Ce massage a une grande action sur la circulation, car, outre qu'il y a énormément de vaisseaux
dans l'abdomen de l'homme, le sang y subit un
état de stase qui n'est pas sans influence sur la
circulation cérébrale.

Un vieux dicton gaulois formulait qu'un ventre
libre donnait des idées saines, et ce dicton, basé
sur l'expérience, n'était pas dénué de sens scientifique.

Le massage abdominal terminé, on passe au
massage des pectoraux et des grands dentelés.

Les pectoraux viennent s'insérer sur le sternum
et se terminent par une masse musculaire tendi-
neuse offrant moins de surface. La direction de
leurs fibres suit à peu près l'irradiation d'un
triangle dont la base serait le sternum.

Les effleurages devront, en conséquence, avoir
trois directions, ou plutôt modifier trois fois leur
direction.

Les premiers seront faits en partant du sommet
du sternum pour aboutir au niveau de la cinquième
côte; les seconds partiront du tiers moyen du
sternum pour se terminer au même endroit, et les
derniers de la base de cet os pour remonter vers
les sixième et cinquième côtes.

Le pétrissage de ces muscles est difficile à
pratiquer, non seulement parce que ces muscles
ont plus de surface que d'épaisseur, mais aussi
parce que cette région, contenant un grand nombre

de ramifications nerveuses, est plus susceptible
que d'autres.

Je conseillerais volontiers d'employer un mouvement terme qui tient de l'écrasement et du
pétrissage. L'opérateur pose les pulpes des quatre
doigts bien allongés sur une des trois directions
pectorales ; il accole les deux mains dont les pouces
sont enlacés et imprime un mouvement rotatoire

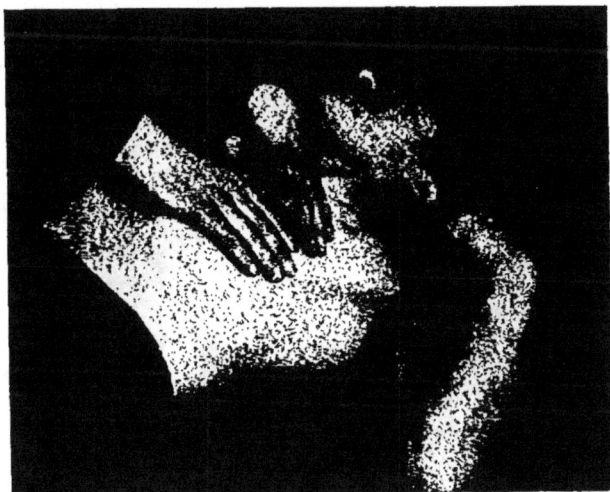

aux poignets, en appuyant assez profondément.
De la sorte, les faisceaux musculaires roulent sur
la surface externe des côtes et sont pétris entre
cette surface et la pulpe des doigts.

Les tapottements de ces masses musculaires
doivent être modérés eu égard aux organes essen-
tiels et très délicats que renferme la cage thoracique.

Je recommanderai, en outre, d'être très prudent

en ce qui concerne les pectoraux et le dentelé gau-
ches ; sans le savoir, l'opérateur peut avoir un
sujet atteint d'une affection cardiaque ou pleuré-
tique, comportant une contre-indication dans
l'application de ce massage et dont la non observation pourrait entraîner des troubles fonctionnels
très dangereux.

Le massage du grand dentelé est utile en

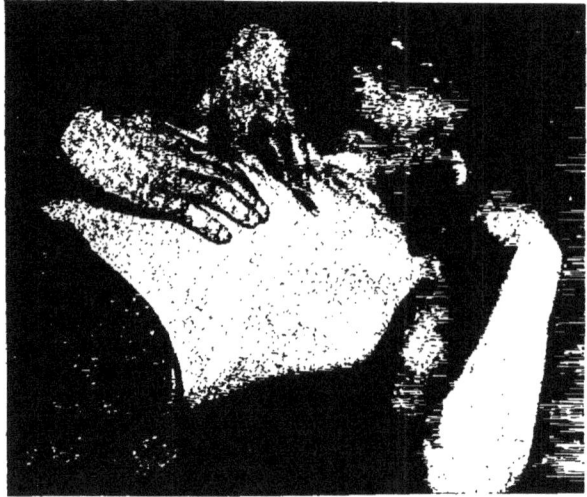

matière de natation, car c'est de sa force élastique
que dépend la facilité de surnager dans certaines
façons de nager, notamment dans l'over arm stroke.
C'est un massage simplifié en ce sens que seuls
les pétrissages sont réellement utiles à ce muscle.
Pour les effectuer, l'opérateur saisira les téguments
situés sur les côtes, sous le bras, au niveau du
biceps, et leur donnera un pétrissage semblable à
celui des pectoraux, mais en recourbant légère-

ment les dernières phalanges digitales, la surface étant très courbée.

Toutes ces opérations terminées, on passe au massage des bras.

J'adopterai pour ceux-ci une division analogue à celles déjà observées pour la jambe du cycliste. Le bras sera donc théoriquement divisé en deux grands groupes : antérieur et postérieur. Il y aura par exemple à tenir compte de la position normale des bras au repos, car cela pourrait entraîner à une confusion très préjudiciable à l'ordonnance régulière de l'opération.

La faculté du mouvement rotatoire que possède l'avant-bras, grâce au radius, permet la position normale dite : « les doigts sur la couture du pantalon ». Cette position est normale, mais elle jette une équivoque sur notre classification, car du fait le groupe antérieur de l'avant-bras devient groupe interne et le groupe postérieur groupe externe.

Nous prendrons donc comme figure de vision un bras dans son mouvement de supination, c'est-à-dire la main tendue comme pour recevoir un objet, le groupe antérieur sera donc composé de la paume de la main, des fléchisseurs, de leurs muscles correspondants et du biceps.

Le groupe postérieur est composé par les extenseurs des doigts, leurs muscles correspondants et le triceps brachial.

Le massage de ce membre se compose d'effleurages, de pétrissages, de tapottements.

Les effleurages seront faits sur les muscles qui ont les mêmes fonctions, c'est-à-dire qu'un effleurage effectué sur les fléchisseurs devra se continuer sur le biceps, tandis qu'un effleurage commencé sur les extenseurs de la main devra aboutir au triceps en émargeant légèrement sur le torse.

Les effleurages des groupes antérieurs et postérieurs du bras seront au nombre de dix environ, en observant toujours la loi de progression en rapidité et en profondeur. Cette opération terminée on passera à un pétrissage profond des deux groupes ; pour ce faire, l'opérateur placera le bras au repos sur une surface plane, l'avant-bras placé dans le geste de supination pour masser le groupe antérieur, dans le geste de pronation pour le groupe postérieur. Ceci fait, il se placera face au bras à manipuler et pétrira en commençant par les muscles situés le plus près de l'épaule, pour terminer par les tendons fléchisseurs ou extenseurs des doigts.

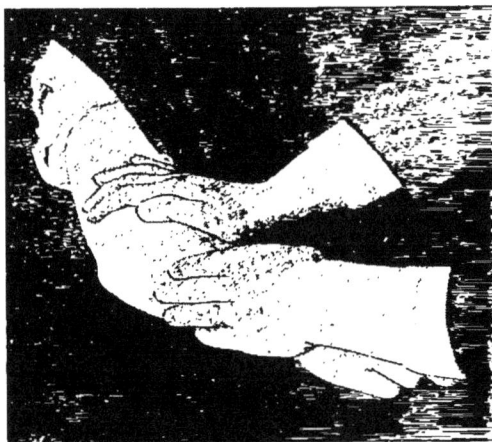

Les tapottements ne devront pas être trop violents et ne pas être trop prolongés dans ce massage, car leur action est fatigante pour le sujet; une durée d'une demi-minute suffit à chaque groupe musculaire du membre.

Le massage des bras terminé, l'opérateur passera au massage du deltoïde. Pour faire ce massage il faut placer le membre dans une posi-

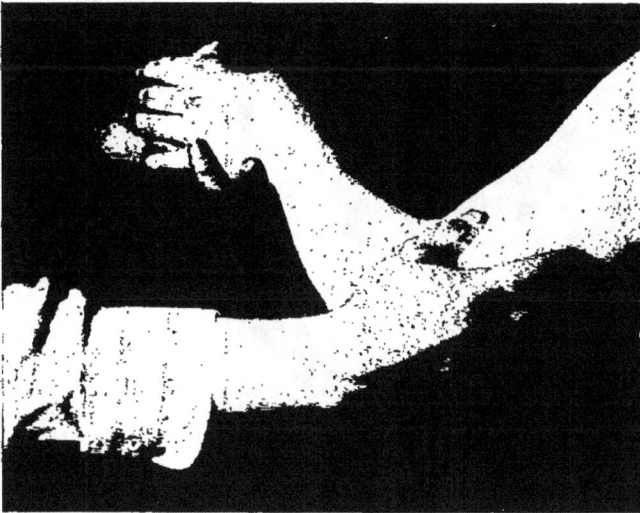

tion qui mette ce muscle dans un état de repos absolu. La position du bras dans la position qui le place d'équerre avec le corps est favorable. Pour ce faire, l'opérateur placera la main de son client sur sa propre épaule, encastrant ainsi le membre entre ses deux bras.

Les effleurages du deltoïde se font avec les pouces; les poings sont fermés, et seules les pulpes des pouces portent sur le muscle.

Ces effleurages devront commencer vers le tiers supérieur du bras pour se terminer à la naissance du cou. Ils devront être très profonds, car la masse musculaire est épaisse.

Le pétrissage du deltoïde s'obtient aussi à l'aide des pouces, mais en plaçant les mains de façon à ce qu'elles compriment l'épaule en avant et en arrière.

Un mouvement rotatoire est imprimé aux pouces en même temps qu'une forte pression agit sur les faisceaux musculaires profonds.

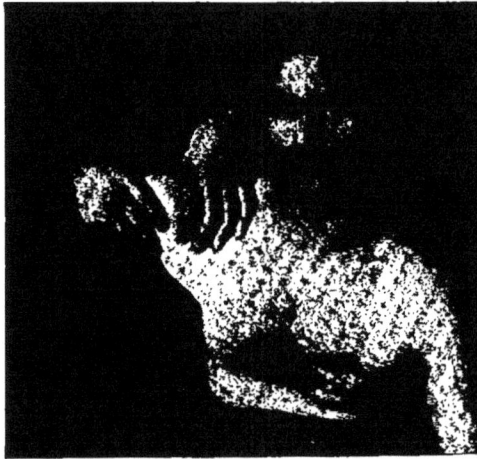

Les pétrissages sont faits en commençant par le haut du muscle, c'est-à-dire à la naissance du cou, et se terminent au niveau de la tête de l'humérus.

Leur durée sera de deux minutes environ.

Les tapottements sont utiles dans cette partie du massage général; pour les effectuer, l'opérateur placera le bras dans une position analogue à celle qu'il occupait : la main du sujet étant placée sur l'épaule de l'opérateur, il se placera parallèlement au corps du client et frappera en couteau depuis l'articulation de l'épaule jusqu'au cou.

Des bras, l'opérateur passera au massage des

groupes antérieurs externes et internes de la cuisse et de la jambe.

Ce massage a déjà été décrit dans la partie du volume qui traite du cyclisme, mais comme un massage général comprend une réunion de massages partiels moins actifs, je vais le décrire à nouveau de façon à éviter la fausse interprétation de ces massages.

Le massage des groupes musculaires de la cuisse et de la jambe comprend des effleurages, des pétrissages, des écrasements, des tapottements.

Les effleurages seront rapides, profonds et au nombre de dix environ sur chacun des trois groupes précités. Ils commenceront aux chevilles pour se terminer au pli de l'aine sur les groupes internes et antérieurs, sur la hanche pour le groupe externe. Les effleurages de ce dernier groupe seront très profonds sur la cuisse et je conseille volontiers de les faire avec la surface plane des doigts fermés.

Le pétrissage de tous ces groupes sera profond, prudent en ce qui concerne le groupe interne, qui renferme des vaisseaux capitaux.

Le pétrissage des groupes de la jambe se fera en commençant par la cuisse; l'opérateur se placera face au côté externe de son client et, accolant les deux mains dont les pouces feront crochet sur la partie du membre opposée à celle où agiront les doigts, imprimera un mouvement de rotation à ses poignets tout en comprimant les muscles sous ses doigts. Les pétrissages des groupes de la cuisse ne devront guère durer plus de deux minutes en tout pour les trois groupes.

La même opération se répètera sur la jambe, dont le groupe externe est le seul important. Le pétrissage de ce groupe est d'une durée d'environ une minute.

Les tapottements seront énergiques sur les groupes antérieurs de la cuisse, légers sur le groupe interne. Ils ne seront pratiqués que sur le groupe externe de la jambe. Leur durée n'excèdera pas une minute par membre.

Les deux membres inférieurs étant terminés, l'opérateur fera placer son client dans la position opposée, c'est-à-dire couché à plat ventre, les bras croisés sous le menton, pour faire relâcher le trapèze (muscle qui tapisse la base du crâne et les omoplates).

Le premier massage à faire sera celui des groupes postérieurs de la cuisse et de la jambe. Ces groupes sont très volumineux ; c'est dire que les manipulations devront être très énergiques.

Les effleurages se feront en partant du tendon d'Achille, c'est-à-dire du talon, pour se continuer sur les fessiers en contournant légèrement les hanches.

Une dizaine d'effleurages suffiront, mais ils devront être très profonds et très rapides sur la fin, de façon à provoquer une bonne révulsion.

J'ai décrit dans la partie ayant trait au cyclisme le pétrissage des fessiers ; point ne sera besoin de le faire aussi méticuleusement dans ce massage-ci, il suffira de prendre la fesse en totalité et de la pétrir pendant une demi-minute environ.

On passera sans transition au massage du groupe postérieur de la cuisse ; c'est le plus volumineux du membre et son pétrissage devra être pratiqué d'autant plus consciencieusement que certains muscles faisant partie de ce groupe sont plus difficiles à atteindre. Pour pétrir ce groupe, il faudra lui faire face en se plaçant parallèlement au membre ; on saisira les muscles très profondément et on descendra vers le creux poplité du genou. Dans ce creux poplité on pétrira avec les pouces, car il y a là un petit muscle qui joue un bon rôle dans le mouvement de flexion de la jambe vers la cuisse.

Le pétrissage de la cuisse doit durer deux minutes environ.

Sans transition encore l'opérateur passera au massage des groupes de la jambe. Je dis des groupes, car il y a là un groupe postéro-externe qui joue un grand rôle dans la production du mouvement naturel, qui consiste à nous faire relever le bord externe du pied. Ces muscles sont les péroniers. Le pétrissage des antagonistes est compris dans le massage du groupe postérieur.

Ces pétrissages ne dureront guère plus d'une minute. Ils seront pratiqués de la même façon que sur le groupe postérieur de la cuisse en ce qui concerne le mollet ; ils seront pratiqués avec les pouces sur le groupe postéro-externe (péroniers).

Les tapottements se feront des fesses au talon sur un trajet d'aller et retour, leur durée n'excèdera pas une minute par membre.

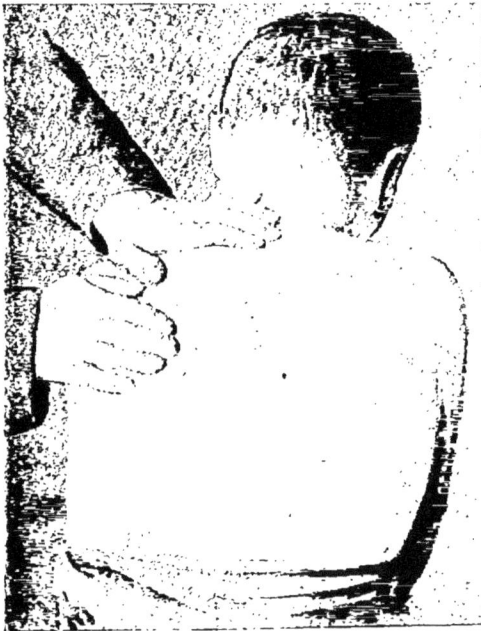

Les manipulations terminées sur les jambes, il faudra s'occuper des muscles lombaires. J'ai décrit ce massage dans un chapitre précédent ayant trait au cyclisme ; on pourra l'activer, car le massage général étant très fatigant pour l'opérateur et le client, on peut réduire de beaucoup certaines opérations.

Un massage assez important, au point de vue natatoire, est celui du trapèze.

Ce muscle affecte la forme d'un losange dont les pointes occuperaient à peu près les positions suivantes : la pointe supérieure à la base du crâne, les pointes droite et gauche aux épaules, la pointe inférieure un peu en dessous des omoplates. Donc, quatre directions à observer pour les manipulations en suivant le tracé du losange.

Les effleurages se feront, les deux mains réunies à la base du cou pour aller chacune d'un côté jusqu'aux épaules; cinq à six de ces mouvements suffiront. La seconde direction des effleurages correspond à une ligne horizontale qui partirait d'une épaule à l'autre. Les derniers effleurages empruntent la direction correspondant au tracé de la base d'un losange, qui serait formée par deux obliques tirées de chaque épaule et se coupant sous les omoplates.

Tous ces effleurages seront profonds, surtout ceux qui avoisineront le cou, car le massage du trapèze active la circulation cérébrale qui a toujours une certaine tendance à se ralentir pendant l'immersion du corps humain.

Les pétrissages emprunteront les mêmes directions; ils seront profonds, plus prolongés à la base du cou et du cou aux épaules que des épaules sous les omoplates.

Point n'est besoin ici de tapottements, ils se feront après le massage dorsal.

Ce massage se compose d'une série d'effleurages pratiqués de la façon suivante : le sujet est couché sur le ventre, l'opérateur se place parallèlement à lui, les mains épousant bien ses épaules ; il fait descendre ses mains le long de la colonne verté-brale pour contourner les hanches du côté externe. Ce mouvement doit se répéter une dizaine de fois sur un trajet aller et retour et augmenter sa vitesse à chacun des trajets.

Là s'arrêtera ce massage général que j'envisage seulement comme un massage très hygiénique, activant la circulation générale et la circulation lymphatique, vitesse circulatoire de laquelle dépend l'équilibre physiologique du corps humain. Comme on le voit, les opérations de ce massage sont multiples, même nombreuses, et l'opérateur devra les pratiquer assez rapidement pour que leur durée totale n'excède pas trois quarts d'heure environ ; au delà de ce temps, le massage général serait une fatigue pour le sujet et pour l'opérateur. A la suite de ces opérations, je crois qu'il est bon de prendre un quart d'heure de repos de façon à permettre au cœur de se régler ; si le sujet doit se mouvoir assez longtemps ensuite, il fera bien d'effectuer une marche lente de cinq à six minutes environ avant de se mettre en action, ceci pour ménager le cœur qui éprouve assez souvent de la peine à se régler suivant les besoins des tissus.

Massage partiel.

Nous avons vu un massage, qui peut avoir une

grande utilité au point de vue hygiénique, et qui correspond assez bien aux bains suivis de stations dans les étuves que pratiquaient les Romains et que pratiquent encore les Orientaux modernes.

Nous allons voir à présent le massage partiel capable de rendre de grands services à l'athlète qui veut se livrer à la pratique de la natation et qui veut progresser.

C'est un massage qui lui donnera la résistance suffisante, étant combiné avec un entraînement méthodique, et qui sera susceptible de lui donner aussi la pointe finale en assouplissant les appareils musculaires qui fonctionnent le plus pendant la production du mouvement natatoire. Si je m'en réfère aux études faites sur la natation par certains auteurs et particulièrement par G. Moebs, je suis frappé comme tous ses lecteurs par le rythme de deux mouvements combinés qui ont chacun leur résultat particulier. Les bras se meuvent pour maintenir le corps à la surface, les jambes pour le faire progressser.

Il est logique que les différentes manières de nager constituent une encyclopédie natatoire qui demanderait la même étude pour cet ouvrage ; mais, à peu de chose près, ce sont les mêmes appareils musculaires qui fonctionneront dans les différentes méthodes employées et je ne m'occuperai que de la plus en vogue : over arm stroke.

Dans cette méthode, quels sont les muscles qui fatiguent le plus et qui, par conséquent, réclament après l'effort un massage éliminateur ?

Ce sont les extenseurs et les fléchisseurs, les abducteurs et les adducteurs des membres.

Lorsque l'athlète sortira de l'eau, il faudra lui donner le temps matériel de bien laisser sécher sa peau, de façon à permettre les effleurages rationnels. L'école suédoise n'admet déjà plus l'emploi de la vaseline, de l'alcool ni de la poudre d'amidon. Ces produits ne peuvent qu'entraver le fonctionnement du tissu cutané et nuire en cela à la désassimilation des déchets de nutrition. Cette école dit : Massez sur le linge, de cette façon la transpiration latente provoquée par le massage sera absorbée par celui-ci, et du fait provoquera de nouvelles sudations. Le plus simple est, en matière de sport, que l'opérateur ait des mains bien propres et qu'il les ait bien sèches, de cette façon il peut masser à même la peau sans crainte de provoquer des érosions gênantes.

Le massage débutera par les jambes, dont les muscles travaillent beaucoup dans l'eau.

Les effleurages seront nombreux et très profonds, les pétrissages aussi ; les tapottements seront réduits à une durée minimum pour éviter la fatigue qu'ils provoquent.

Les groupes antérieurs demandent à être hypertrophiés beaucoup plus que les groupes postérieurs c'est dire que leur fatigue est plus grande après l'entraînement ou l'épreuve.

Les effleurages commenceront par le groupe antérieur de la cuisse ; ils seront très profonds, très vites et au nombre d'une vingtaine environ. A ces effleurages succèderont, immédiatement, sur le groupe, des pétrissages profonds dont la durée sera de deux minutes environ pour le groupe musculaire.

Les tapottements seront faits d'une façon générale ; ils ne servent qu'à activer la circulation et, opérés partiellement sur chaque groupe, ils ne rempliraient pas exactement leur but.

Lorsque le groupe antérieur de la cuisse aura été effleuré et pétri, on s'occupera du groupe interne.

Les mêmes remarques peuvent être faites, il faut être prudent avec ce groupe, déployer une assez grande force, mais sans à-coups, la déployer régulièrement et progressivement.

Les effleurages commenceront au genou pour se terminer au pli de l'aine ; les premiers seront légers, les suivants de plus en plus profonds et surtout de plus en plus rapides.

Sur ce groupe, qui contient les grosses artères et les grosses veines, il importe en effet d'agir de plus en plus vite ; de cette façon, non seulement on excite les nerfs vasculaires mais on soulage énormément le tissu musculaire veineux.

Les effleurages de ce groupe seront au nombre de vingt environ.

Le pétrissage du groupe interne réclame la même prudence en ce qui concerne la distribution de la force de l'opérateur. Tout d'abord lents et peu profonds ils deviendront, transitoirement, profonds et rapides. Il sera bon de pétrir en débordant légèrement le groupe antérieur, de façon à atteindre le muscle dit : grand couturier.

Le groupe interne terminé, on passera au massage du groupe externe. C'est un massage très dur pour l'opérateur; il faudra qu'il déploie une grande force musculaire, car les aponévroses des muscles qui le composent sont très épaisses et diminuent l'action du massage.

Les effleurages devront être pratiqués avec la surface plane du poing fermé, ils devront être très profonds; il n'est pas indispensable qu'ils soient rapides. Une vingtaine suffiront, mais ils devront déborder légèrement la hanche, de façon à agir jusqu'au point où les muscles viennent s'insérer sur les os.

Les pétrissages de ces muscles sont très durs eux aussi et peu faciles à opérer, parce que l'épaisseur moindre de ce groupe ne permet pas une prise suffisante. Je crois que l'on fera bien de pétrir avec les pouces, car de cette façon-là on arrive à agir suffisamment.

Les pétrissages du groupe externe doivent

durer de trois à quatre minutes ; leur prolongation vient de la difficulté éprouvée pour agir efficacement sur les faisceaux musculaires.

Lorsque l'opérateur aura terminé le massage de la cuisse, il passera au massage du groupe externe de la jambe. Ce groupe ne peut être atteint qu'avec les pouces. Les effleurages seront profonds et rapides ; leur nombre sera d'une dizaine environ. Les pétrissages seront opérés en faisant un collier à la jambe avec les deux mains, les pouces portant sur le groupe externe et pétrissant profondément.

Ces pétrissages ne dureront guère plus de deux minutes.

Lorsque toutes ces manipulations seront terminées, l'opérateur pratiquera alors les tapottements de toute la face antérieure du membre en ayant soin de frapper sur les trois groupes musculaires de la cuisse pour terminer sur le groupe externe de la jambe.

Les tapottements des groupes antérieurs et externes de la cuisse seront assez profonds, ceux du groupe interne seront au contraire très légers.

Lorsque cette partie du massage sera terminée, on passera au massage des groupes postérieurs. Le sujet sera couché à plat ventre, un coussin sous les cous-de-pied, de façon à bien détendre les muscles.

Les effleurages du groupe postérieur de la cuisse

sont laborieux, parce qu'il faut atteindre les faisceaux profonds d'un muscle très volumineux : le
quadriceps crural.

Pour les obtenir ainsi, l'opérateur devra bien
épouser la forme de la cuisse avec les deux mains
qui se suivront, et peser de tout son poids sur ses
poignets.

Comme dans les autres effleurages il faudra
aller progressivement en vitesse. Une vingtaine
d'effleurages sont nécessaires.

Les pétrissages devront être très profonds eux
aussi, car la masse à pétrir diminuera leur force
en raison de son volume et de la force élastique y
afférent.

La meilleure position pour pétrir ce groupe consiste à se placer face au membre et, les deux mains
accolées et prenant le muscle, d'imprimer un mouvement alternatif de rotation aux poignets et aux
avant-bras.

Ce pétrissage est long, parce qu'il a beaucoup
plus de faisceaux à atteindre ; il doit durer de deux
à trois minutes.

Ces deux opérations terminées, il faudra masser
le creux poplité, mais seulement avec un écrasement circulaire pratiqué avec les pouces, car on
agira sur le plus gros nerf de la jambe et une des
plus grosses veines : la poplitaire.

Ceci fait, on passera au massage de la jambe.

Les effleurages du groupe postérieur de celle-ci

loivent se perpétuer jusqu'aux fessiers, de façon à
ce que l'action propulsive de ces mouvements soit
encore amplifiée dans ce groupe. Ils seront au
nombre de vingt, répartis en force d'une façon postéro-interne et postéro-externe.

Le pétrissage de ce groupe sera fait en deux
parties, car il n'y a pas en réalité un groupe jam-
bier qui soit vraiment postérieur, mais deux
groupes postérieurs accolés. Donc, un pétrissage
postéro-interne et un pétrissage postéro-externe.
Le premier sera toutefois un peu moins profond
que le second eu égard aux vaisseaux qui passent
sous lui. On ne masse jamais sans danger un
groupe musculaire sous lequel passent de grosses
artères et de grosses veines, surtout chez les
athlètes dont les tissus musculaires veineux fatiguent beaucoup.

Ici s'arrête la description de ce massage approprié au sport natatoire; je ne crois pas très utile
de masser les lombaires qui ne subissent que peu
de fatigue, mais je crois assez volontiers que les
tapottements que l'on effectuera sur tous les
groupes postérieurs après les deux dernières manipulations de la jambe pourront se continuer jusqu'à eux.

Les mouvements de résistance, déjà préconisés
dans la partie de ce volume qui traite du cyclisme,
peuvent être répétés après ce massage. Ils ne
sont plus les mêmes et sont basés sur les

réflexions physiologiques que suggèrent les mouvements du corps pendant la nage.

Il faudra faire effectuer ces mouvements aux bras et aux membres inférieurs. Pour mieux me faire comprendre je prendrai la suite locomotrice dans la nage dénommée : over arm stroke.

A. — 1° Le bras droit étant levé perpendiculairement à l'épaule, la face interne de la main en dehors, résister assez fortement à son abaissement.

2° Le bras étant arrivé dans une position perpendiculaire au corps, arrêter le mouvement, en résistant un peu moins fortement jusqu'à ce qu'il soit remis dans la première position.

Répéter ce mouvement une dizaine de fois.

B. — 1° Le bras gauche étant levé perpendiculairement à l'épaule, résister à son abaissement jusqu'à son arrivée à la cuisse. La main est mise dans le geste de pronation, c'est-à-dire tendue la face vers la terre.

2° Le bras arrivé à ce point du mouvement de résistance, effectuer le mouvement antagoniste en laissant la main dans sa position familière, c'est-à-dire : sur champ.

Les mouvements qui suivent sont applicables aux deux membres inférieurs :

A. — La jambe étant allongée, faire cravate avec les deux mains au niveau des malléoles (chevilles) et s'opposer à sa flexion, puis à son extension.

Répéter ce mouvement en faisant faire la flexion de la jambe et de la cuisse.

B. — Le membre étant allongé, commander au sujet de l'écarter en dehors en résistant à ce mouvement, puis résister, au retour du membre, à la position normale.

Revenu à la position normale, commander au sujet de croiser la jambe par-dessus l'autre et résister au mouvement d'aller et retour.

Tous ces mouvements doivent être répétés une dizaine de fois chacun en résistant de plus en plus fort.

Voici le massage qui a trait à la natation terminé. Je viens d'expliquer brièvement le mécanisme de la gymnastique de résistance. J'en ai déjà dit tous les avantages dans une autre partie du volume et je n'y reviendrai pas. Je me bornerai à faire remarquer qu'elle ne peut être utile qu'aux sportsmen qui veulent progresser en vitesse ou en résistance. Dans le premier cas, la gymnastique devra plutôt résister à la rapidité d'exécution du mouvement, tandis que dans le second cas elle devra résister en force, pour entraîner les muscles à une dépense plus grande.

LA MARCHE

La marche est certainement le sport antique par excellence; c'est le plus naturel d'entre tous, mais c'est celui qui exige peut-être le plus de résistance de la part de l'organisme. En effet, celui qui dit : marche, à l'heure actuelle, n'a pas dans la pensée une ballade boulevardière mais bien une randonnée de 20, 30 ou 40 kilomètres menés à toute allure, si ce terme peut être employé ici.

Le marcheur est, d'entre tous les sportsmen, celui qui fatigue le plus, et je m'explique : arrivé au besoin d'une certaine allure le corps humain procède naturellement par bonds ; il lui faut le secours de la volonté pour le maintenir dans les conditions requises par la marche.

La marche réclame deux qualités essentielles : la vitesse du pas et l'endurance à la fatigue.

La vitesse du pas dépend beaucoup de la souplesse des muscles, de leur rapidité contractile ; l'endurance dépend de leur faculté de nutrition et de la facilité de désassimilation. C'est toujours le même problème qui se pose : pour qu'un muscle rende son maximum d'énergie, il faut qu'aucun agent chimique étranger à son fonctionnement normal ne vienne entraver ses fonctions nutritives.

Nous aurons donc à nous occuper ici des deux buts à atteindre : aller vite et longtemps. Ces deux buts, ou pour mieux dire ces deux qualités, peuvent être acquises par l'entraînement et beaucoup plus sûrement si celui-ci est combiné avec un massage consciencieux, méthodique et bien appliqué.

Nous allons passer en revue, pour rendre plus compréhensible la suite, les conditions physiologiques dans lesquelles se trouve un athlète en pleine action de marche rapide et, auparavant, la loi biologique à laquelle est soumis l'organisme de celui-ci.

Avant toute chose il faut que le marcheur respire. Je n'entends pas ici qu'il faille l'habituer à ne pas s'essouffler rapidement : ce serait prendre le fait pour la cause et je m'explique.

Lorsque l'organisme humain se meut il lui faut une quantité d'oxygène beaucoup plus grande ; pour que cette quantité d'oxygène soit présentée au sang assez rapidement pour satisfaire au phénomène hématurique, il faut qu'elle le soit sur une vaste échelle de surface. Quand nous avons besoin de peu d'oxygène pour les combustions intra-cellulaires nos poumons respirent moins largement. De cette façon il y a moins de surface pulmonaire employée; au contraire, lorsque nous nous livrons à des mouvements violents, nos poumons respirent beaucoup plus profondément; notre cage thoracique se dilate d'une façon plus large parce que le sang a dépensé plus d'oxygène et qu'il en demande plus à l'air ambiant. Mais cette façon de respirer est anormale; les muscles thoraciques ne sont pas entraînés à remplir aussi activement leurs fonctions. Il s'ensuit une fatigue respiratoire qui ne tarde pas à se faire sentir par l'essoufflement.

Il faut donc entraîner les muscles thoraciques, et nous pourrions adopter cet aphorisme pour démontrer l'utilité d'avoir une grande surface pulmonaire en matière de marche : les poumons et les jambes fonctionnant bien, c'est pouvoir aller vite et loin.

Cette capacité thoracique n'est pas exclusive à la marche; à vrai dire, elle s'étend à tous les sports, mais ici plus qu'ailleurs elle est nécessaire parce que nous avons affaire à une branche sportive qui veut du fond autant que de la vitesse.

Ce principe biologique bien admis, nous allons rechercher quelles sont les conditions musculaires requises pour bien marcher.

Toute la marche réside dans l'action de porter le corps en avant en déplaçant son centre de gravité; presque toute la fatigue provenant de ce déplacement ininterrompu est supportée par les groupes antérieurs de la cuisse. Les muscles de ces groupes dans la station debout et immobile fatiguent peu, parce que les antagonistes assurent presqu'à eux seuls cette station du corps.

Le levier qu'est le pied assure le déplacement du corps.

Donc, deux mouvements bien distincts : un qui déplace le corps au moyen du levier qu'est le pied, l'autre qui empêche la chute en permettant un autre déplacement immédiat.

La marche est entièrement basée sur ce principe physique de la rotation malléolaire.

Ces petites considérations physiologiques du mouvement de marche brièvement exposées, nous allons entrer dans la description de la gymnastique et du massage spéciaux qui conviennent à ce sport.

Je crois, pour ma part, qu'il faut développer la capacité thoracique de l'athlète si celle-ci présente une insuffisance, et qu'il faut essayer de l'augmenter encore si elle paraît en harmonie avec la dépense musculaire.

Donc, dans presque tous les cas, il faudra faire précéder le massage de l'homme d'une gymnastique thoracique.

4.

La gymnastique thoracique.

Il y a deux sortes de gymnastique respiratoire : une naturelle, qui n'a besoin d'aucun mouvement adjuvant pour augmenter la capacité thoracique, une qui a besoin de certains mouvements de résistance.

La gymnastique respiratoire naturelle consiste simplement à effectuer des mouvements qui ont pour but de soulever la cage thoracique et de l'élargir. Ces mouvements sont de deux sortes, lesquels se complètent mutuellement.

Les mouvements qui ont pour résultat de soulever la cage thoracique consistent dans l'élévation et l'abaissement simultané des bras. Voici comment ce mouvement s'obtient : les poings fermés, l'avant-bras légèrement fléchi sur le bras, d'équerre avec celui-ci, qu'on élève à la hauteur de l'épaule au moment de l'inspiration, cette inspiration sera très large. Au moment de l'expiration de l'air, on abaissera les bras en leur faisant suivre le rythme respiratoire, c'est-à-dire en les abaissant un peu plus vite qu'on les a levés.

Ces mouvements doivent être répétés pendant cinq à six minutes tous les jours. Lorsqu'ils seront terminés, on procèdera aux mouvements d'élargissement. Voici comment ces mouvements s'obtiennent : la poitrine ayant expiré tout l'air qui était

enfermé en elle, on croisera les bras jusqu'à ce que
chacune des deux mains atteigne l'épaule opposée; ceci fait on ouvrira lentement les bras
jusqu'à ce qu'ils soient mis en croix, et tout naturellement la poitrine acceptera plus d'air parce
que le vide sera plus grand en vertu de l'élargissement de la cage.

Comme les précédents, ces mouvements seront
répétés pendant cinq à six minutes chaque jour;
ils devront suivre immédiatement les autres, et
l'idéal serait même qu'ils soient combinés avec
ceux-ci : un mouvement d'élévation et d'abaissement des bras, un mouvement de croisement et
d'élargissement des bras; ce tout devrait alors
durer une quinzaine de minutes chaque matin.

La gymnastique respiratoire empruntant des
mouvements de résistance n'est applicable qu'à
des poitrines ayant une capacité normale, mais
que l'on veut développer encore en vue de les
faire suffire à des efforts musculaires extraordi-
naires. Cette gymnastique est composée des
mêmes mouvements avec cette différence qu'ils
seront accomplis avec un effort méthodique.

Les mouvements de soulèvement des bras seront
accomplis avec deux haltères de 5 kilos, que l'on
élèvera jusqu'à la position de l'avant-bras d'équerre
avec le bras; pendant l'expiration on gardera les
haltères jusque vers la mi-temps du mouvement,
puis on les lâchera subitement pour provoquer une

expiration très profonde. De même, pour les mouvements de croisement des bras on gardera les poids jusqu'à l'extension des bras en croix, puis on les lâchera vers l'autre mi-temps du croisement.

Ces mouvements peuvent être effectués une dizaine de fois de suite le matin.

Une gymnastique pulmonaire spéciale est celle qui consiste à assouplir la cage tout en donnant des inspirations profondes. Le sujet mettra ses deux poings sur les hanches, puis cambrera lentement le buste en rejetant le haut du corps en arrière. Arrivé à ce point du mouvement qui coïncidera avec l'inspiration de l'air dans les poumons, il le ramènera vivement en avant, légèrement ployé vers la terre.

Cette gymnastique développera beaucoup les bases où se trouve la plus grande quantité de vésicules pulmonaires chez l'homme.

Ces deux gymnastiques combinées et bien suivies doteront l'athlète d'une surface d'hématose qui lui permettra de beaux emplois sportifs et, surtout, qui développera singulièrement son anatomie.

Cet à-côté du massage terminé, entrons derechef dans l'étude de notre sujet et voyons deux sortes de massage à appliquer au marcheur.

Comme au cycliste il faut au marcheur deux genres de massage : un qui stimulera la nutrition de certains de ses muscles et qui les assouplira, un qui les aidera à se débarrasser de l'excès d'acide sarco-lactique qu'auront provoqué les combustions intenses nécessitées par l'effort.

Massage stimulant.

Nous avons vu plus haut quels étaient les deux groupes de la jambe qui jouaient le plus grand rôle dans la marche rapide. Ce sont tout naturellement sur ces groupes-là que le massage sera le plus énergique, de quelle forme qu'il soit. Le groupe antérieur de la cuisse sera travaillé par de nombreux effleurages assez rapides et devenant de plus en plus rapides. Ces effleurages seront au nombre d'une vingtaine environ. Ils devront déborder légèrement les hanches et aussi se continuer un peu au-dessus du pli de l'aine. Ces effleurages seront pratiqués à pleines mains, les pouces croisant un peu sur la cuisse de façon à ce que leur trajet y forme un X. Ceci est nécessité par les directions suivies par deux muscles : le couturier et le membraneux. Plus ils seront précédés d'autres effleurages, plus ils seront profonds, de façon à ce qu'ils agissent aussi sur les muscles situés profondément.

Lorsque ces manipulations seront terminées, l'opérateur fera bien d'opérer quelques effleurages concentriques sur le genou, de façon à fortifier la capsule de cette articulation.

Le pétrissage de ce groupe musculaire sera très profond. Comme dans tous les pétrissages il commencera par le haut du groupe musculaire pour se terminer à sa base.

Il comprendra une série de mouvements d'une durée de cinq à six minutes environ. Les premiers seront légers et n'embrasseront qu'une partie du groupe, les autres seront de plus en plus profonds et atteindront les muscles profonds.

Pour bien les effectuer, l'opérateur se placera face à la cuisse à masser.

A ces pétrissages succèderont des tapottements sur un trajet aller et retour. Leur durée sera sur ce groupe de deux minutes environ. Comme les mouvements précédents ils progresseront en vitesse et en profondeur.

Le massage de ce groupe terminé, on passera au travail du groupe externe de la jambe. Les effleurages seront faits avec les pouces, qui se suivront. Ils seront de plus en plus vifs et aussi de plus en plus profonds. Leur nombre sera d'une dizaine environ. Le pétrissage de ce groupe étant très difficile à pratiquer, on procèdera à un écrasement rotatoire effectué au moyen des pouces accolés et cherchant à saisir les téguments entre eux deux. Durée : une à deux minutes.

Les tapottements seront vifs et point très profonds, ce groupe ne contenant pas de muscles très volumineux. Leur durée sera d'à peine une minute.

Ces manipulations terminées, on fera retourner
e sujet en ayant soin de placer un coussin sous ses
:ous-de-pied, de façon à bien relâcher les gémeaux
et les fléchisseurs de la cuisse.

On débutera par l'effleurage du groupe postérieur de la cuisse. Ce groupe est très volumineux ;
du même coup on procèdera aux effleurages des
groupes interne et externe.

Ces mouvements seront faits à pleines mains,
les pouces ouverts, et se suivant sur le groupe
postérieur, les doigts épousant les uns le groupe
interne, les autres le groupe externe.

La durée de ces mouvements est d'environ cinq
à six minutes.

Le pétrissage sera fait de même, mais en diffé-
renciant davantage. Le groupe postérieur sera
pétri pendant deux minutes, puis le groupe externe
pendant une durée analogue, puis le groupe interne.
Ce groupe ne sera guère pétri que pendant une
minute environ. En ce sport plus qu'en tout autre
il importe de ménager les gros vaisseaux, non seulement contre la fatigue de l'entraînement et des
épreuves, mais aussi contre la loi de pesanteur.

Pour pétrir les groupes postérieur et interne,
l'opérateur se placera face à la cuisse à masser ;
pour pétrir le groupe externe, il se placera face à
l'autre cuisse, de façon à avoir toujours le groupe
en face de lui et surtout à sa main.

Les tapottements seront faits d'une façon générale sur tous ces groupes et deviendront très légers sur le groupe interne. Leur durée n'excèdera pas deux minutes environ pour les trois groupes.

Lorsque les trois groupes musculaires de la cuisse auront été travaillés, l'opérateur pratiquera un écrasement rotatoire léger sur le creux poplité. Cet écrasement aura pour action d'activer la circulation de retour et de tonifier l'appareil nerveux de la jambe.

Ceci fait, il passera au massage de la jambe. Cette partie du membre inférieur est composée par des muscles très volumineux et très importants au point de vue sportif. Ce sont eux, en effet, qui font jouer le levier qui portera le corps en avant; j'ai nommé les gémeaux et le péronier. Les premiers viennent des deux têtes inférieures de l'os de la cuisse, le fémur, et vont avec le plantaire et le solaire composer un même tendon que l'on nomme le tendon d'Achille, qui est situé au niveau des chevilles (malléoles).

Le massage de cette partie du membre inférieur comprend : des effleurages, des pétrissages, des tapottements.

Les effleurages seront profonds dès le début et, de lents, passeront à une vitesse relativement rapide tout en augmentant leur profondeur. Ces effleurages seront scindés en deux directions, une qui sera suivie par la main droite et qui épousera la partie interne de ce groupe, l'autre par la main gauche et qui épousera le groupe postéro-externe; ceci pour le membre gauche, tout naturellement c'est la main droite qui épouse le côté externe et la main gauche le côté interne dans le membre droit.

Ces effleurages seront au nombre d'une vingtaine environ sur chaque partie du groupe.

Les pétrissages, comme les effleurages, devront agir sur chacun des côtés du groupe postérieur, c'est-à dire porter sur l'un des deux gémeaux et le solaire pour le groupe postéro-externe, et sur l'autre des gémeaux pour le groupe postéro-interne.

Ces pétrissages débuteront au creux poplité pour descendre vers le tendon d'Achille; un trajet de pétrissages terminés on recommencera l'autre groupe pour redescendre encore vers le tendon d'Achille, qui sera pris entre les deux premiers doigts et le pouce pour être assez activement travaillé.

Ces pétrissages dureront cinq à six minutes environ et seront de plus en plus actifs.

Les tapottements se feront sur un trajet aller et retour et se continueront sur le groupe postérieur de la cuisse, de façon à ce que leur action ait une répercussion sur la circulation de retour du membre entier.

Lorsque les jambes seront terminées, l'opérateur

fera bien d'accorder une ou deux minutes aux lombaires, qui ont une certaine action sur la souplesse du marcheur et que la position de celui-ci peut, en certains cas, surmener.

Ces muscles demandent à être traités par des effleurages qui partiront de la colonne vertébrale pour aboutir aux bords iliaques. Ils seront très profonds et au nombre d'une dizaine environ. Quelques écrasements opérés avec les pouces seront assez utiles pour fortifier ces muscles.

Gymnastique spéciale de résistance.

Après le massage stimulant pratiqué quelques heures avant l'entraînement quotidien on procèdera à une gymnastique de résistance qui assouplira non seulement l'articulation tibio-tarsienne, la plus importante ici, mais aussi les masses musculaires, qui leur donnera la rapidité de contractilité de laquelle dépend la vitesse du pas.

Cette gymnastique ne portera que sur le mouvement de bascule effectué par le pied pendant le déplacement du corps humain.

Pour ce faire, le marcheur se couchera sur le dos, ses pieds débordant légèrement le lit ou le sopha sur lequel il sera étendu. L'opérateur se placera devant les pieds de son client et lui commandera de les relever. Il apposera la paume de sa main sous les doigts de ceux-ci et, ayant commandé à son client d'abaisser vivement la pointe du pied, il s'opposera assez fortement à cet abaissement.

Le mouvement de résistance des antagonistes s'opèrera de la façon contraire, en résistant, les mains croisées sur le cou-de-pied (astragale), au relèvement du pied vers la jambe.

Ces mouvements seront répétés une vingtaine de fois, et la résistance qui leur est opposée augmentera au fur et à mesure de leur nombre.

Pour clore cette gymnastique on fera bien de commander quelques mouvements d'élévation et d'abaissement de la jambe.

Voici comment ces mouvements seront obtenus : le sujet, toujours couché dans la position du décubitus dorsal, fléchira la cuisse vers l'abdomen, il ramènera en même temps la jambe vers la cuisse. L'opérateur saisira la jambe avec les deux mains faisant collier au niveau des chevilles et ordonnera à son client de relever la jambe sans le secours de la cuisse.

L'ayant amenée en ligne droite avec sa cuisse restée immobile, il l'abaissera de nouveau et répètera ces mouvements de cinq à six fois.

La résistance de l'opérateur doit être faible, car c'est un mouvement fatigant eu égard à la longueur du levier par rapport au point de rotation.

Après toutes ces opérations il sera bon que le sujet se repose un peu, une dizaine de minutes environ, et qu'il n'aille pas se livrer après à un exercice violent. Qu'il marche lentement et qu'il attende l'heure où il doit s'entraîner.

Le massage d'élimination.

Comme dans le cyclisme, il faut ici un massage qui aide l'athlète à se débarrasser des déchets de combustion.

Lorsqu'il aura accompli son entraînement journalier ou qu'il viendra de disputer une épreuve, la quantité d'acide qui se sera déposée entre les faisceaux musculaires sera telle que le système circulatoire de ceux-ci éprouvera assez de difficulté pour désassimiler ce résultat chimique.

Il faudra donc ici un massage qui active la circulation, d'une part, et qui mette ces déchets en mouvement vers les veines, d'autre part. Un muscle qui se débarrasse rapidement de l'acide sarcolactique est un muscle qui deviendra souple, très élastique, par conséquent plus fort, sportivement parlé.

Le massage d'élimination, appliqué à la marche, se compose d'effleurages généraux et profonds, de pétrissages identiques, d'écrasements partiels et de vibrations centrifuges légères.

Les effleurages débuteront sur les groupes antérieurs de la cuisse et de la jambe en suivant le sens ordinaire, c'est-à-dire qu'ils commenceront aux chevilles pour se terminer au pli de l'aine et à la hanche. Ils seront immédiatement profonds, assez lents, et devront être répartis sur les trois groupes de la cuisse : antérieur, interne et externe.

Sur le groupe interne on fera bien de les pratiquer plus longuement et avec une force bien distribuée.

Ces effleurages généraux seront au nombre d'une vingtaine environ.

Les pétrissages débuteront sur les trois groupes de la cuisse, en commençant par le point le plus voisin du pli de l'aine. Ils seront assez profonds et devront porter plus spécialement sur le groupe antérieur, qui est composé des muscles qui travaillent le plus pendant la marche. De là on passera au pétrissage du groupe externe de la jambe. Pour le faire consciencieusement, il faudra appliquer les pouces sur la surface interne du tibia et faire porter les quatre doigts sur le groupe en leur imprimant un mouvement rotatoire. Durée générale : cinq à six minutes.

Les écrasements seront pratiqués avec la surface externe du poing fermé ; ils seront profonds sur le groupe antérieur et externe, mais ils devront respecter le groupe interne sur lequel ils pourraient devenir nuisibles. Ces écrasements porteront, en premier lieu, sur le point des groupes le plus voisin du pli de l'aine et se continueront en descendant vers le genou, où il y aura lieu de pratiquer un écrasement circulaire sur les culs-de-sac articulaires. Comme de bien entendu, cet écrasement ne peut être pratiqué qu'avec la pulpe des pouces.

Cet écrasement articulaire terminé, on passera au travail du groupe externe de la jambe. Pour bien écraser ce groupe je conseille d'accoler les mains de chaque côté de celle-ci et de faire suivre les pouces sur le groupe, en commençant par le point le plus voisin du genou pour terminer sur le cou-de-pied et sur la surface antéro-externe de la jambe.

L'écrasement du cou-de-pied est très utile, parce qu'il y a là toutes les gaines des extenseurs des orteils, qui demandent à être aidées dans leur travail de sécrétion. Après une marche prolongée et violente on voit souvent des cas de ténosite se déclarer. Ils se traduisent par une sensation de crépitement très désagréable et souvent très douloureuse.

Cet écrasement portera aussi sur le tour du cou-de-pied, car il faut agir sur le ligament qui recouvre tous les tendons des orteils et qui les maintient en place.

La durée de tous ces écrasements n'est guère que de cinq à six minutes.

Lorsqu'ils seront terminés, l'opérateur fera bien de pratiquer une vibration centrifuge pour remédier à l'excitation nerveuse inévitablement causée par ce massage.

La partie antérieure des membres inférieurs terminée, le sujet se retournera et l'opérateur commencera les effleurages des groupes postérieurs.

Ces effleurages commenceront au tendon d'Achille pour se terminer sur les fessiers, c'est-à-dire du talon à la hanche.

Ils seront profonds et assez lents, plus lents en tout cas que dans le massage stimulant. Ces effleurages seront aussi au nombre d'une vingtaine environ. Ils devront intéresser le groupe interne, de façon à perpétuer l'action sur les gros vaisseaux.

Les effleurages terminés, on commencera le pétrissage des fessiers. Ce pétrissage s'obtient en saisissant à pleines mains les trois muscles qui composent la fesse humaine (grand, moyen et petit fessiers) et en la malaxant vivement et profondément. De la fesse l'opérateur descendra, sans transition, sur le groupe postérieur de la cuisse et continuera le pétrissage jusqu'au creux poplité. Là il marquera un écrasement de ce creux pour stimuler la veine poplitée, puis il reprendra le pétrissage général des gémeaux qui composent le mollet pour le terminer sur le tendon d'Achille.

La durée de ces manipulations est de six à sept minutes environ.

Les écrasements des fessiers se font avec la surface externe des poings fermés. Ils sont profonds et rotatoires de dehors en dedans. Ces écrasements se continuent sur le groupe postérieur de la cuisse de la même façon.

L'écrasement arrière du genou sera pratiqué avec un pouce seulement, l'autre main servant à relever et à abaisser la jambe pendant cette manipulation. Cet écrasement terminé, l'opérateur fera celui du mollet de la même manière que celui du groupe postérieur de la cuisse; arrivé au niveau des malléoles il écrasera les culs-de-sac de l'articulation tibio-tarsienne. Ces écrasements se font avec les pouces en dessous de la protubérance des chevilles.

La durée de ces écrasements est d'environ quatre ou cinq minutes. Comme sur les groupes antérieurs on terminera par une vibration centrifuge.

Le massage des muscles lombaires est assez utile. Il ne sera guère composé que d'écrasements pratiqués avec les poings fermés et portant sur toute la surface communément appelée : les reins.

Pas de gymnastique après ce massage; il est inutile de provoquer de nouvelles combustions intra-musculaires et, partant, une nouvelle quantité d'acide sarcolactique que les muscles auraient à désassimiler.

Après ce massage, au contraire, une bonne demi-heure de repos est nécessaire, puis une marche lente d'une dizaine de minutes environ.

LA COURSE A PIED

Considérations générales.

La course à pied est un sport de vitesse naturelle qui réclame des muscles très élastiques en même temps que très résistants. L'importance de la surface pulmonaire est encore plus grande ici que dans la marche, car il importe de se souvenir qu'outre les trépidations du corps, le cœur aura à suffire à la dépense énorme' d'oxygène que fera l'organisme.

Au point de vue du développement physique, je crois personnellement que la course est moins bonne que la marche. Au point de vue du développement musculaire des jambes, elle lui est supérieure.

La physiologie du mouvement de course peut se résumer ainsi : une suite de bonds opérés au moyen d'un levier, le pied. J'ai dit un peu plus haut que je croyais la marche supérieure à la course, et je veux expliquer cette parole qui pourrait jeter un peu de confusion dans l'esprit du sportsman qui me lira.

La marche est un exercice naturel à l'homme ; la course un moyen de se mouvoir qui lui est extraordinaire. La course a été donnée à l'homme pour lui permettre de se suffire en certains cas d'exception. Je veux entendre par là que ni ses poumons ni son cœur n'ont été créés naturellement pour lui permettre d'emblée de parcourir une vingtaine de kilomètres au pas de course. Il faut donc se rendre compte, avant de s'adonner à ce sport, si l'appareil pulmonaire est bien constitué pour subvenir aux dépenses de l'organisme, et si le cœur est musculairement suffisant pour se contracter violemment et longtemps sans préjudice.

C'est un avertissement pour les débutants, c'est un conseil à ceux qui pratiquent.

Aux premiers, la gymnastique respiratoire pourra leur permettre un sport dans lequel ils n'auraient pas excellé ; aux seconds, cette gymnastique permettra plus de vitesse et moins de fatigue. Il faut croire que le soldat de Marathon possédait un cœur, des poumons et des muscles formidables encore qu'il succomba à une insuffisance d'oxygène.

J'ai dit que la vitesse de la course résidait dans la rapidité des bonds. Ces bonds sont assurés par la rotation du pied, leur vitesse est en rapport avec la force contractile des muscles postérieurs du mollet et de la cuisse ; c'est dire quel rôle le massage jouera sur ces groupes musculaires.

En ce sport comme dans le précédent trois genres d'opérations à observer, indépendamment de la gymnastique thoracique qui n'est définie ici que comme moyen adjuvant de parvenir à la perfection physique.

Ces opérations sont : le massage stimulant, la gymnastique de résistance musculaire, le massage d'élimination. Comme dans les autres sports, les deux premières opérations sont pratiquées avant l'entraînement ou l'épreuve, et la seconde après.

Le massage stimulant.

Le massage stimulant appliqué à la course à pied sera rapide sur les groupes antérieurs, prolongé sur les groupes postérieurs.

Les effleurages des groupes antérieurs seront faits en totalité, c'est-à-dire du pied au pli de l'aine ; ils deviendront profonds et rapides sur les groupes antérieur, interne et externe de la cuisse. Ce dernier groupe demande à être effleuré avec la surface plane des phalanges des doigts fermés. Ces effleurages seront au nombre d'une dizaine environ.

Les pétrissages de la cuisse seront profonds et

s'intéresseront très particulièrement des groupes antérieur et externe, le groupe interne demandant à être un peu ménagé.

Le pétrissage de la cuisse se fait à pleines mains, les pouces croisant pour agir sur les couturiers et le membraneux. Le pétrissage du groupe interne de la jambe se fera en opposant les mains de chaque côté du membre ; il se pratiquera donc avec les pouces et s'occupera du groupe externe de la jambe et du groupe postéro-externe.

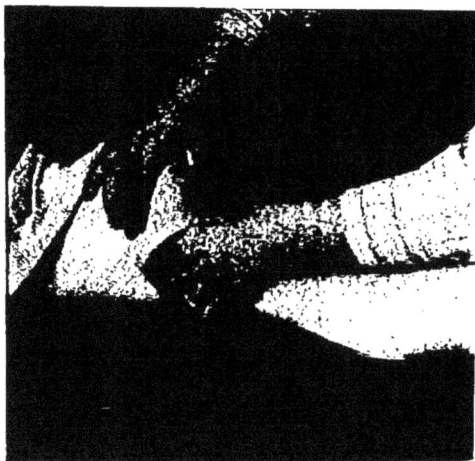

Ces pétrissages ne dureront guère plus de trois à quatre minutes, dont trois sur quatre seront exclusivement consacrées au pétrissage de la cuisse.

Les tapottements seront pratiqués d'une façon générale et sur un trajet aller et retour, partant du pli de l'aine et y revenant après avoir atteint les chevilles.

Comme on le voit, ce massage est rapide ; il importe en effet de respecter toujours les antagonistes pour s'occuper plus particulièrement des muscles qui ont la plus grande somme de travail à fournir.

Le massage des groupes antérieurs terminés, on fera mettre le coureur dans la position dite : « à plat ventre », on lui passera un coussin sous les cous-de-pied, de façon à bien faire relâcher les muscles postérieurs de la cuisse et de la jambe et on commencera à effleurer le membre.

Les effleurages de ces groupes-ci sont un peu différenciés, car leur importance est plus grande ici que sur les groupes antérieurs. Ils commenceront au creux poplité pour être terminés sur les muscles fessiers, c'est-à-dire en contournant les hanches.

Ils seront très profonds, lents au début et rapides vers la fin ; leur nombre sera d'une vingtaine environ.

Les pétrissages commenceront par les muscles fessiers ; ils seront faits à pleines mains et seront très profonds. Des fessiers, les pétrissages descendront sur le groupe postérieur de la cuisse, qui sera pétri lui aussi très profondément. Arrivé au creux poplité, l'opérateur fera bien de pratiquer le même écrasement de dehors en dedans comme il a été décrit dans la partie du volume ayant trait à la marche.

Le groupe postérieur de la cuisse étant terminé, l'opérateur s'occupera de la jambe. Il la traitera par des effleurages effectués en totalité sur le membre, c'est-à-dire que les effleurages qui seront faits sur la jambe devront se perpétuer jusqu'sur les muscles fessiers, de façon à ce que leur action propulso-circulatoire soit encore plus active.

Les effleurages de cette partie du membre seront d'une vingtaine environ et seront plus rapides sur la cuisse que sur la jambe.

Le pétrissage de la jambe sera, comme pour le marcheur, scindé en deux parties qui intéresseront les groupes postéro-interne et postéro-externe.

La même position sera adoptée ; c'est redire que pour masser le groupe postéro-interne on aura le membre en face de soi, tandis que pour pétrir l'autre groupe on fera face à l'autre membre.

Les pétrissages de la jambe du coureur seront profonds et de plus en plus rapides. Leur action circulatoire dépend de leur rapidité. Cette opération sera terminée par un bon pétrissage du tendon d'Achille, ceci pour que la gaine de ce tendon se lubrifie plus régulièrement. Le pétrissage de 'a jambe doit durer quatre à cinq minutes.

Les tapottements seront faits à la suite de l'opération précédente et seront pratiqués sur tout le membre, c'est-à-dire des fessiers au tendon d'Achille et réciproquement. Leur durée sera de deux minutes environ.

Gymnastique de résistance.

A la suite du massage stimulant qui vient d'être

décrit, on fera bien d'effectuer une gymnastique de résistance.

Elle diffère beaucoup de celle qui est pratiquée sur le marcheur, en ce sens que, dans la marche, elle s'applique plutôt à résister en force à l'exécution du mouvement, tandis qu'ici elle s'appliquera plutôt à résister à la vitesse d'exécution du mouvement.

La première partie de cette gymnastique est faite en vue d'augmenter la vitesse de rotation de la jambe sur le pied. Pour l'exécuter, le sujet se placera sur un lit, les pieds dépassant entièrement. L'opérateur prendra les orteils entre ses deux mains et le client relèvera et abaissera vivement son pied pendant que le masseur résistera à l'exécution de ce mouvement. Mais, entendons-nous ; il ne devra pas résister en force ici, il ne devra pas résister tout au long de l'exécution de ce mouvement, mais petit à petit, si bien qu'il n'y ait sensation de résistance vraie que vers le milieu de l'exécution. Arrivé là, il cédera tout à coup et se mettra en devoir de résister au mouvement contraire.

Ce mouvement de résistance sera répété une dizaine de fois à chaque articulation tibio-tarsienne.

Le second mouvement de cette gymnastique est fait en vue d'augmenter la force musculaire des fléchisseurs, mais en vitesse de contractibilité des muscles.

Pour l'exécuter, le masseur fera coucher son client dans la position à plat ventre, et lui ordonnera de fléchir les jambes vers les cuisses.

Il les saisira toutes les deux au niveau des chevilles et commandera leur abaissement. Comme dans le mouvement précédent, il résistera à l'accomplissement rapide du mouvement en marquant un seul temps de résistance vers le milieu de l'exécution du mouvement.

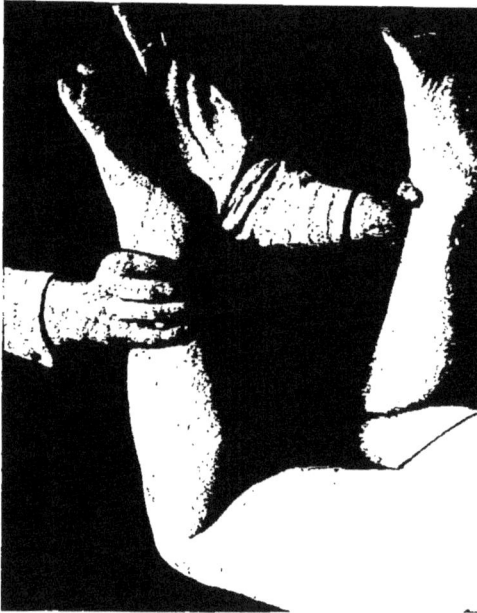

Ces mouvements seront répétés eux aussi une dizaine de fois environ.

Le troisième mouvement est pratiqué en vue d'augmenter la force résistante des extenseurs du membre inférieur. Voici comment ils se pratiquent.

Le sujet sera placé : assis au bord d'un lit ou d'une table assez haute. L'opérateur saisira une jambe au niveau des chevilles et ordonnera à son client de l'élever comme s'il pédalait à bicyclette. L'opérateur ne s'opposera pas à son élévation, mais, arrivé là, il fera relever le pied au coureur et s'opposera en force à l'abaissement du membre en faisant étrier sous le talon avec ses deux mains dont les doigts seront entrelacés.

Le quatrième mouvement aura pour but de forti-fier les adducteurs et les abducteurs. Le sujet restera dans la même position, le masseur saisira les deux jambes au niveau des chevilles et commandera à son client de les écarter. Il s'opposera en force à l'exécution de ce mouve-ment ; puis il commandera le mouve-ment de re-tour à la po-sition nor-male en s'y opposant de même.

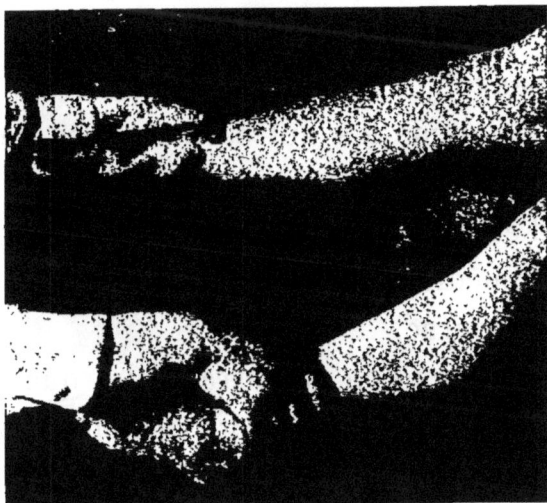

Le mou-vement précédent et celui-ci doivent être répétés une dizaine de fois.

Comme le marcheur, il ne faut pas que le coureur s'agite de suite après ce massage. Il vaut mieux qu'il prenne un bon quart d'heure de repos pour calmer l'excitation nerveuse et maintenir son activité circulatoire, puis, après l'écoulement de ce laps de temps, qu'il se livre à une petite marche rapide, exécutée à petits pas et sur la pointe des pieds plutôt qu'à plein apposement des plantes.

Massage de désassimilation.

Plus que tout autre sportsman, le coureur à pied a besoin d'un massage de désassimilation. En effet, son sport nécessite beaucoup plus de combustion. Il en résulte des déchets plus abondants, la fréquence des mouvements articulaires entraîne une sécrétion synovialique plus abondante qui ne va pas toujours sans fatigue pour la séreuse.

Comme les autres massages désassimilateurs, celui-ci se compose : d'effleurages, de pétrissages, d'écrasements et de vibrations. Il doit être pratiqué immédiatement après la séance d'entraînement ou la course.

Comme on le verra, celui que je vais décrire portera plus sur les groupes postérieurs des membres que sur les groupes antérieurs. Cela tient à ce que les premiers auront plus travaillé que les seconds et que, partant, la quantité d'acide sarcolactique se trouvera en plus grande quantité en eux.

Les effleurages porteront sur toute la longueur du membre. Ils seront lents au début, rapides à la fin, profonds de plus en plus. Leur nombre sera d'une vingtaine environ.

Les pétrissages commenceront par la cuisse; ils seront très profonds et de plus en plus rapides.

Ils devront respecter le groupe interne dont les vaisseaux auront déjà beaucoup travaillé. Je conseillerais même volontiers de les remplacer par des effleurages profonds, pratiqués avec les paumes des mains.

Ces pétrissages auront une durée d'environ trois à quatre minutes.

Les écrasements seront faits avec la surface externe des poings fermés. Ils commenceront par le haut de la cuisse pour se terminer au genou. Leur durée sera d'une minute environ.

Le genou, ou du moins les culs-de-sac de cette articulation seront massés soigneusement. Leur écrasement s'obtient avec les pouces faisant compression rotatoire très profonde à leur niveau.

Le massage éliminateur de la jambe ne se pratiquera que sur son groupe externe.

Les effleurages seront continués jusqu'au pli de l'aine, toujours pour que leur action propulso-circulatoire soit plus efficace. Le pétrissage est supprimé ici, car l'écrasement de ce groupe musculaire sera beaucoup plus utile à la désassimilation des acides.

Cet écrasement s'obtiendra avec la pulpe des pouces. Il débutera par le point le plus rapproché du genou et aura une durée de deux à trois minutes.

Il sera bon de pratiquer un écrasement en règle de l'articulation tibio-tarsienne.

Outre que cette articulation fatigue beaucoup dans la course à pied de par la fréquence de ses mouvements, le poids qu'elle a à supporter et sa surface de contact, les téguments et les organes qui l'avoisinent facilitent beaucoup les épanchements de synovie.

Ceux-ci sont douloureux d'abord et entraînent ensuite une certaine paresse articulaire, qui ne serait pas sans nuire par la suite au coureur.

Cet écrasement sera pratiqué de la façon suivante : les pouces feront compression rotatoire directement sous les malléoles, les contourneront en avant, puis agiront sur le cou-de-pied au défaut articulaire. Si l'on a commencé par écraser la malléole externe, on contournera ensuite la malléole interne, et l'on terminera par un bon écrasement opéré le long du tendon d'Achille.

Toutes ces opérations terminées, le sujet se couchera dans la position à plat ventre, et l'opérateur pratiquera le massage des groupes postérieurs de la cuisse et de la jambe.

Les effleurages porteront de prime abord sur les groupes postérieur, postéro-externe et postéro-interne. Ils commenceront au creux poplité pour se terminer sur les fessiers. Ils seront profonds et de plus en plus rapides. Leur nombre sera d'une trentaine environ. Lorsqu'ils seront terminés, l'opérateur pratiquera le pétrissage de ces groupes en commençant par les fessiers. Ces pétrissages seront profonds et actifs. Leur durée sera d'au moins cinq minutes. Plus l'épreuve aura été longue et dure, plus ils devront être prolongés.

Le même écrasement du creux poplité doit se pratiquer ici.

Les écrasements des groupes postérieurs seront pratiqués avec la surface externe du poing fermé.

Ils commenceront par les fessiers pour être terminés au creux poplité. Leur durée sera d'environ deux à cinq minutes, suivant la fatigue du client. Après ces écrasements, l'opérateur fera les effleurages du groupe postérieur de la jambe. Comme dans les massages déjà décrits, ces effleurages devront se continuer sur toute la longueur du membre, mais d'une façon plus rapide quoique aussi profonde sur les parties déjà effleurées.

Leur nombre sera de vingt à trente, suivant l'état de fatigue du coureur.

Les pétrissages porteront sur le groupe et seront très actifs; ils débuteront vers le creux poplité et se termineront à la base du tendon d'Achille. Ce tendon demande à être pétri longuement et profondément, car sa gaine peut céler un excès de synovie.

La durée de ces pétrissages sera d'environ quatre à cinq minutes.

Lorsque toutes ces manipulations seront terminées il sera bon, je pense, de pratiquer quelques vibrations centrifuges sur toute la surface du membre.

Le massage désassimilateur des lombaires est utile ; il ne sera guère composé que d'écrasements opérés avec la surface externe des poings fermés. Leur durée sera de trois à quatre minutes environ, après quoi l'opérateur pratiquera une vibration fixe et profonde de chaque côté de la colonne vertébrale.

Après ce massage désassimilateur, la logique exige une période de repos dont la durée sera de quinze à vingt minutes environ. Les mouvements qui suivront cette période de repos seront lents et peu violents.

Ici s'arrête la description des manipulations ayant une action quelconque sur la musculature du coureur à pied, puisse-t-elle enfin nous former l'homme capable de couvrir 40 kilomètres en deux heures !

L'AVIRON

Considérations générales.

Voilà le sport de développement par excellence ;
les mouvements qu'il exige des bras sont bien
faits pour favoriser l'expansion de la poitrine en
largeur et en profondeur ; la flexion du corps en
avant et en arrière est un mouvement très utile à
l'intestin, dont la tunique musculaire ne pourra
que gagner en vigueur sous l'action du mouvement
de rotation auquel il sera soumis.

Ici, pas de gymnastique du thorax ; le mouvement des bras et des épaules se chargera bien de
développer la cage et de donner au rowingman
une surface pulmonaire supérieure à celle exigée
par le courant de la vie ordinaire.

La physiologie du mouvement du rameur peut
se scinder en trois parties bien distinctes et qui
sont : la flexion du corps en avant, au moyen des

fléchisseurs de l'abdomen et des membres inférieurs ; l'élongation des bras en avant, au moyen des extenseurs de ceux-ci ; l'extension du corps en arrière, au moyen du grand dorsal, des lombaires et des fessiers, des abducteurs et des adducteurs, puis des extenseurs de la cuisse et de la jambe, la traction sur les poignets au moyen des fléchisseurs de l'avant-bras et du bras, de la masse deltoïdienne du dentelé et surtout du trapèze.

Comme on le voit, ces trois mouvements intéressent un grand nombre de muscles et constituent en globe un critérium de développement musculaire.

Le massage aura donc à s'occuper ici des jambes, des reins, du ventre, des bras, des épaules et de la région cervicale. Toutes ces parties travaillent activement dans la production du mouvement du rameur, et doivent être traitées sérieusement, avant et après l'épreuve, si le sportsman veut arriver à une certaine excellence dans son sport.

Au point de vue respiratoire il se trouvera placé dans de bonnes conditions. L'air qu'il inspirera dans ses bronches sera naturellement humide et plus favorable à l'hématose du sang.

Pour le rameur il faudra trois genres d'opérations qui sont : un massage stimulant avant l'épreuve, une gymnastique de résistance pratiquée immédiatement après le massage stimulant et un massage désassimilateur après les séances d'entraînement et les épreuves officielles.

Le massage stimulant.

Le massage stimulant appliqué au rameur a, comme on l'a vu plus haut, à traiter les jambes, les reins, l'abdomen, les bras, les épaules et le cou. C'est presque un massage général, mais avec cette différence qu'il agira beaucoup moins sur la circulation générale que sur la circulation musculaire partielle.

Le massage des jambes comportera des effleurages, des pétrissages, des tapottements. Il sera plus actif sur le groupe antérieur de la cuisse et sur le groupe antéro-externe de la jambe que sur les groupes postérieurs.

Les effleurages seront lents et profonds sur ces groupes au début ; ils augmenteront progressivement leur vitesse tout en conservant leur degré de profondeur. Ils seront au nombre d'une vingtaine environ et seront scindés en deux parties, une qui partira du genou à la courbure des hanches, l'autre qui partira du cou-de-pied pour aboutir au même endroit.

Les pétrissages intéresseront les trois groupes de la cuisse : antérieur, externe et interne ; après chaque pétrissage accompli sur un trajet allant en ligne droite du pli de l'aine au genou, l'opérateur pratiquera un pétrissage croisé partant sur un trajet allant du point interne du pli de l'aine pour

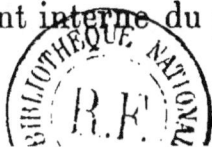

6

aboutir à l'angle externe de la rotule ; ce trajet sera suivi par un autre partant de l'épine iliaque, c'est-à-dire du côté externe de la hanche, pour aboutir à l'angle interne de la rotule. Indépendamment de ces trois trajets, qui seront effectués chacun deux ou trois fois, l'opérateur acccomplira un trajet purement externe, qui sera très profond, eu égard à l'épaisseur des aponévroses des muscles externes, et un trajet sur le groupe interne, qui sera circonspect et qui n'emploiera que la paume de la main et la surface plane des phalanges des doigts, sans avoir recours aux pulpes mises en crochet.

La durée totale de ce pétrissage peut varier entre trois ou quatre minutes. Après le pétrissage de la cuisse, on passera à celui du groupe antéro-externe de la jambe et au groupe externe de celle-ci, qui seront pétris conjointement. Ces pétrissages se feront avec la pulpe des doigts faisant crochet ou, si le sujet est peu musclé à cet endroit, avec les pouces accolés et saisissant la chair dans un mouvement rotatoire.

Ce pétrissage aura une durée de deux à trois minutes environ, plutôt moins que plus. Les tapottements seront faits immédiatement après sur toute la longueur du membre et sur un trajet aller et retour. Leur durée sera d'une minute environ ; ils seront très rapides dans l'accélération du rythme.

Le client se mettra dans la position, les jambes

écartées en dehors ; l'opérateur lui passera un oreiller sous le creux poplité des genoux, de façon à bien relâcher le grand droit abdominal, et il commencera le massage de ce muscle.

Les effleurages se feront sur deux trajets paral lèles allant de l'épigastre au pubis ; l'ordonnance du trajet sera légèrement courbe, de façon à tracer un ovale dont les courbes les plus accentuées

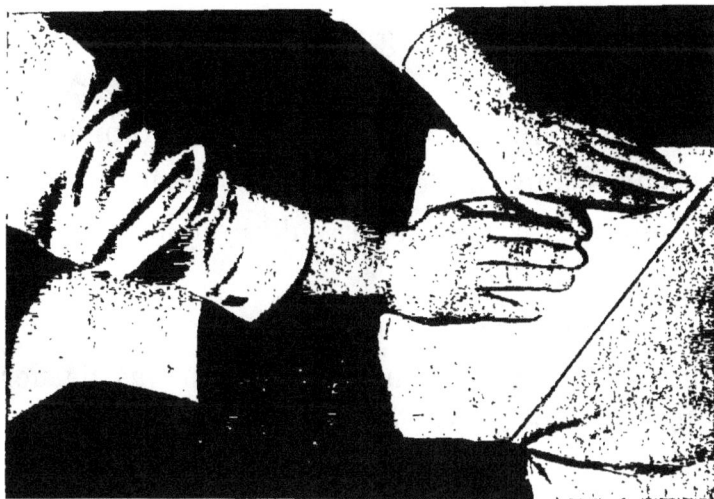

seront au niveau de l'épigastre et du pubis. Leur durée sera d'environ une minute ; ils seront de plus en plus rapides et surtout plus profonds lorsqu'ils descendront de l'épigastre au pubis.

Les pétrissages se feront sur une ligne droite allant de l'épigastre au pubis, ils seront assez profonds ; l'opérateur devra bien avoir le muscle en main et le pétrir consciencieusement. Leur durée sera aussi d'une minute environ. Les tapottements seront légers et très rapides dès le début ; ils ne devront jamais être profonds, car outre que l'endroit est sensible, ils ne seraient pas profonds sans danger pour le péritoine ou la muqueuse intestinale.

Lorsque ce massage sera terminé, l'opérateur placera son client dans la position « à plat ventre » et commencera les effleurages des groupes postérieurs des jambes. Ces effleurages seront faits en totalité sur toute la longueur du membre. Ils partiront des malléoles pour aboutir à l'angle externe des hanches. Ils seront encore plus profonds sur les fessiers que sur les groupes postérieurs, et ils diminueront un peu leur rapidité en arrivant sur cette région musculaire.

Leur nombre sera d'une dizaine environ.

Les pétrissages commenceront sur les fessiers que l'opérateur saisira à pleines mains dans le sens latéral. Ce pétrissage des fessiers est très profond ; sa durée sera d'une minute, après quoi et sans transition le masseur pratiquera le pétrissage des groupes postérieurs de la cuisse et de la jambe. Ce pétrissage des groupes de la cuisse et de la jambe doit être assez lent mais très profond, eu égard à la quantité de muscles qui le composent, à leur surface et à leur épaisseur. Il doit durer deux à trois minutes environ. Lorsqu'il sera terminé, le masseur travaillera les lombaires par quelques effleurages profonds partant de la colonne vertébrale pour aboutir de chaque côté de la ceinture. Ces effleurages seront pratiqués avec les paumes des mains; ils seront au nombre d'une dizaine environ sur chaque côté. A ces effleurages succèderont des pétrissages opérés avec les deux premiers doigts opposés aux pouces et agissant dans le même sens que les effleurages. La durée de ce pétrissage est de une à deux minutes, suivant l'état de fatigue du sujet.

Les tapottements seront faits ultérieurement, lorsque le grand dorsal aura été effleuré et pétri.

L'effleurage du grand dorsal sera pratiqué de la façon suivante : les mains étant accolées, l'opérateur remontera le long de la colonne vertébrale jusqu'à la hauteur des aisselles environ, puis il redescendra jusqu'au point de départ qui est au niveau de la ceinture. Ces effleurages seront au nombre d'une dizaine environ.

Les pétrissages seront pratiqués de la même façon que ceux des muscles lombaires; leur durée sera d'une minute environ.

Les tapottements seront faits, d'une façon générale, sur toute la surface postérieure du buste, des fessiers aux épaules et réciproquement. Ces tapottements auront pour action d'activer la circulation générale et de stimuler l'appareil lymphatique. Leur durée sera d'environ une minute, guère plus.

Lorsque toutes ces manipulations seront termi-

6.

nées, l'opérateur passera au massage du muscle
qui tapisse les omoplates, les vertèbres cervicales,
la base du crâne : j'ai nommé le trapèze. C'est un
muscle important en matière de rowing, car c'est
de lui que dépend beaucoup la pointe de vitesse du
coup de rame.

Quoique ce massage ait été déjà décrit dans
une autre partie de ce volume, je vais le décrire à
nouveau, car il est si important pour le sport que
nous traitons en ce moment qu'il vaut mieux le
montrer en détail.

Le massage du trapèze comprend des effleurages,
des pétrissages, des écrasements et des tapottements.

Le trapèze est un muscle qui affecte la forme
d'un losange; la figure correspondante montre les
directions suivies par les fibres musculaires. Les
effleurages devront, en conséquence, suivre les
mêmes directions, qui sont : du cou aux épaules,
des vertèbres cervicales aux épaules, des vertèbres
dorsales aux épaules.

Ces effleurages seront au nombre de huit à dix
sur chacune des directions indiquées; ils seront
profonds et pratiqués avec les doigts accolés et à
plat sur le muscle.

Les pétrissages seront pratiqués eux aussi
suivant ces directions; il y aura donc un pétrissage qui partira du cou pour aller à l'épaule droite,
un pétrissage qui descendra du cou vers l'épaule

gauche, un qui ira des cervicales à l'épaule droite, un autre qui ira des mêmes vertèbres à l'épaule gauche, les deux derniers iront des dorsales aux épaules droite et gauche. Ces pétrissages seront opérés au moyen du pouce et des extrémités digitales. Leur durée générale sera de trois à quatre minutes environ.

Les écrasements seront utiles ici, car l'action des

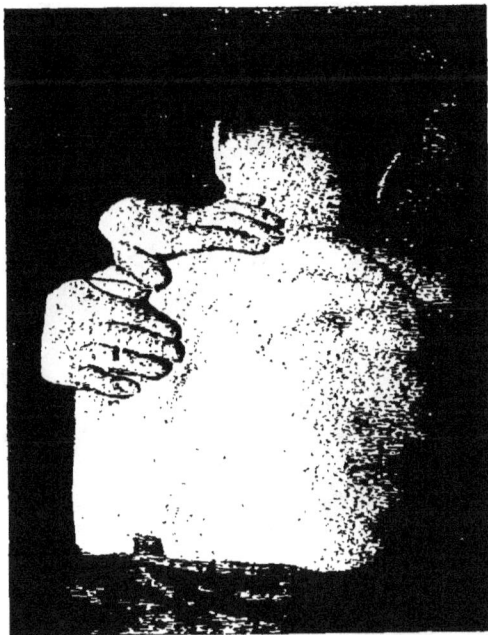

pétrissages est incertaine vu le peu d'épaisseur du muscle et sa forme. Leur durée sera de une à deux minutes environ.

Les tapottements emprunteront les mêmes directions et seront moyens, c'est-à-dire ni trop ni trop peu profonds. Leur durée totale sera d'une minute environ.

Lorsque toutes ces manipulations seront terminées sur le trapèze, l'opérateur s'occupera des deltoïdes. Ils sont importants. Ces deux muscles, qui vont tapisser les épaules, prennent leurs points d'origine et d'insertion d'une partie de l'omoplate et de la clavicule pour aller en passant par-dessus l'articulation glénoïde s'insérer à la partie supérieure et postérieure de l'humérus. Ce sont des muscles très épais, ils servent à élever les bras; ils sont donc composés de plusieurs faisceaux qui se réunissent tous en un seul tendon.

Pour bien masser un deltoïde il faut que le bras soit appuyé dans une position qui le mette d'équerre avec le corps; cette position permet le relâchement du muscle et facilite, par conséquent, l'action des pétrissages.

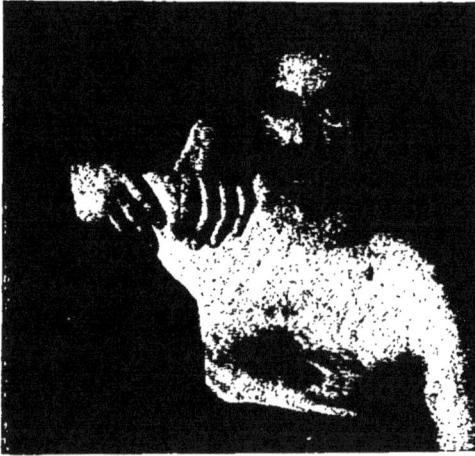

Les pétrissages seront profonds; ils partiront du tiers supérieur du bras pour finir à la base du cou. Ils progresseront en rapidité et en profondeur. Leur nombre sera d'une dizaine environ.

Les pétrissages commenceront à la base du cou pour se terminer au niveau du tiers inférieur brachial. Ils seront actifs et profonds; leur durée sera de deux à trois minutes maximum.

Les tapottements se feront sur un trajet aller et retour, allant du creux de l'épaule jusqu'en dessous de la tête de l'humérus. Une demi-minute sur chaque deltoïde est bien suffisante.

Après le massage des deltoïdes on passera au travail des bras. Il est inutile de dire que c'est la partie du corps importante en cette matière.

Avant tout, je vais donner une idée générale des muscles du bras. Tous les muscles situés sur la face interne de l'avant-bras sont fléchisseurs; le biceps est le plus actif des fléchisseurs, parce qu'il amène l'avant-bras sur le bras. Tous les muscles qui sont situés sur le côté interne sont les extenseurs; le triceps brachial est le plus actif, car il est l'antagoniste du biceps.

Les effleurages devront donc être pratiqués en suivant toujours les muscles qui ont la même action. C'est dire que ceux qui auront débuté sur les côtés internes des avant-bras devront se terminer sur le biceps, tandis que ceux qui auront débuté sur les côtés externes devront être terminés sur le triceps. Les effleurages des fléchisseurs sont plus importants que ceux des extenseurs; ils devront, par conséquent, être plus rapides, plus profonds et plus nombreux. Leur nombre sera d'une vingtaine, leur profondeur très grande, leur vitesse de plus en plus grande au fur et à mesure que leur nombre décroîtra.

Lorsque les effleurages seront terminés, l'opérateur pratiquera les pétrissages des fléchisseurs.

Ces pétrissages seront profonds et surtout très actifs.

Ils débuteront sur le biceps, où ils seront plus prolongés que partout ailleurs; du biceps ils passeront aux fléchisseurs tarsiens, et des fléchisseurs tarsiens au palmaire, qui se trouve placé dans la paume de la main et auquel viennent aboutir les tendons fléchisseurs des doigts.

La durée de ce pétrissage sera de trois à quatre minutes environ.

Les tapottements seront faits en suivant la même direction; leur durée sera d'une à deux minutes environ.

Lorsque le travail des fléchisseurs sera terminé, l'opérateur répètera toutes ces opérations sur les extenseurs.

Les effleurages seront au nombre d'une dizaine seulement. Les pétrissages dureront deux minutes au plus et agiront davantage sur le triceps que sur les autres muscles. Les tapottements seront peu faciles à pratiquer, il conviendra de ne les pratiquer que sur l'avant-bras.

Les gymnastiques de résistance.

Ici nous aurons plusieurs gymnastiques de résistance et, pour les décrire, nous suivrons comme toujours la suite des mouvements effectués par le sportsman pendant la pratique du sport auquel elles sont adaptées.

Donc, une gymnastique pour les jambes, une pour les lombaires et les abdominaux, une pour les bras et le trapèze.

La gymnastique de résistance des jambes doit se baser sur ce que le mouvement de flexion de celles-ci est moins puissant que le mouvement d'extension.

Il y aura à tenir compte aussi que ces mouvements se font, les jambes étant légèrement écartées, ce qui entraîne un travail des couturiers et des vastes. Il faudra donc résister de deux façons, en intercalant les mouvements les uns après les autres. Voici la technique de ces mouvements : le sportsman sera assis, le dos appuyé contre une surface résistante et légèrement inclinée en arrière ; l'opérateur saisira une jambe au niveau des chevilles, commandera sa flexion vers l'abdomen et s'opposera très légèrement à cette flexion. Arrivé au degré de flexion extrême, il résistera énergiquement à l'extension de la jambe. Ce mouvement sera suivi du suivant, qui a pour action de fortifier les adducteurs et les abducteurs : la jambe étant

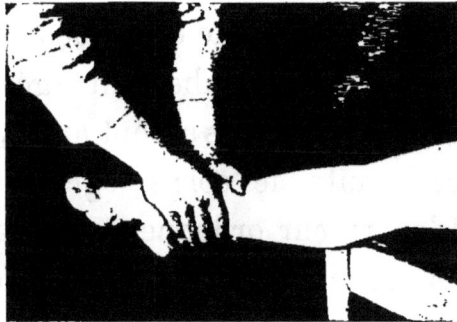

légèrement fléchie, l'opérateur ordonnera son écartement en dehors en résistant faiblement, puis il ordonnera le retour à la position normale en résistant un peu plus fortement à l'exécution du mouvement.

Ces mouvements doivent se suivre parce qu'ils se complètent. Donc, un mouvement de flexion, puis un mouvement d'écartement, puis un mouvement de flexion, et ainsi de suite. Ces mouvements seront répétés une dizaine de fois chacun à chaque membre.

La gymnastique des lombaires et des abdominaux se pratique de la façon suivante : le client se placera, les jambes allongées, dans la position assise. Les pieds seront appuyés contre une surface résistante, le corps légèrement ployé en avant. L'opérateur ordonnera le renversement du corps en arrière et s'opposera assez énergiquement à l'accomplissement du mouvement. Cette opération sera renouvelée une dizaine de fois. Le mouvement qui fortifiera les abdominaux s'obtient de la façon suivante : les jambes seront légèrement fléchies et écartées, les pieds seront fixés sous un point d'appui, l'opérateur ordonnera la flexion du corps en avant et résistera plus faiblement à l'accomplissement du mouvement. Je sais que certains esprits tatillons verront là une simple répétition des mouvements sportifs, mais ils n'auront qu'à réfléchir un instant que c'est en vue d'accoutumer les muscles à fournir leurs mouvements dans un minimum de temps, que je conseille ces mouvements auxquels présideront la force et l'intelligence de l'opérateur. Ceci n'a rien à voir avec la gymnastique de Ling, qui a été créée plutôt dans un but médical que dans un but de développement physique spécialisé.

Les mouvements de résistance des bras seront eux aussi de deux sortes : un mouvement de flexion et d'extension pures et un mouvement d'écartement.

Les premiers auront pour action de fortifier les extenseurs et les fléchisseurs ; les seconds auront pour but d'agir sur les deltoïdes et les angles externes du trapèze.

Voici comment ces mouvements seront pratiqués : l'opérateur placera son sujet assis sur une chaise, de façon à l'avoir un peu plus bas que lui ; il lui commandera de fléchir le bras en ramenant l'avant-bras sur lui et s'opposera énergiquement à l'accomplissement du mouvement. La résistance au mouvement d'extension sera moindre. Ces mouvements seront accomplis une dizaine de fois au maximum. Le mouvement de flexion doit être obtenu, la main étant mise dans la position de supination, c'est-à-dire tendue la face interne vers le ciel. Elle doit être légèrement retournée en arrière, c'est-à-dire que les mains de l'opérateur seront posées à plat sur celles de son client : paume

7

contre paume. Ces deux mouvements doivent être répétés une dizaine de fois en tout.

Le mouvement suivant consiste à écarter les bras et à les ramener au corps.

Voici comment s'opère ce mouvement : l'opérateur fera placer son client les poings fermés, les

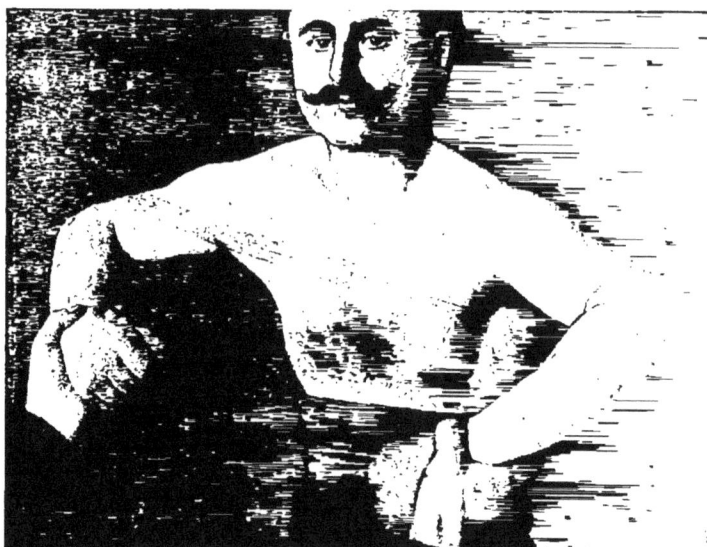

bras légèrement fléchis dans une position demi-horizontale.

Il lui saisira les poignets et s'opposera à l'extension du bras ; cette extension doit être pratiquée largement et la résistance ne doit pas être trop forte. La flexion devra ramener les poings à la poitrine ; la résistance sera plus forte et devra marquer un à-coup vers le milieu du mouvement.

Un mouvement assez important est celui de la

rotation de l'avant-bras ; il se pratique de la façon suivante : l'opérateur saisira la main de son client comme s'il lui donnait une poignée de main ; il lui commandera de tourner la main de dehors en dedans et de dedans en dehors et s'opposera progressivement à l'exécution de ces deux mouvements. Je laisse à l'opérateur le soin de discerner la quantité qu'il jugera nécessaire à la musculature de l'athlète.

Le Massage éliminateur.

Ici comme en les autres parties du volume, il est utile de décrire un massage éliminateur. Comme on a pu le voir, le massage stimulant appliqué au rowing est un massage assez long et assez compliqué ; il appartiendra au masseur de passer rapidement sur les groupes que j'ai soulignés comme étant moins importants, et d'insister au contraire sur ceux qui le sont davantage. Le massage éliminateur sera fait rapidement sur les jambes ; celles-ci ont moins de travail que les bras et, par conséquent, moins de déchets que les bras, les lombaires et le trapèze.

Pour les jambes, le massage éliminateur se composera surtout d'effleurages ; ils seront au nombre d'une vingtaine sur les groupes antérieurs. Ils seront faits dans le sens centripète, seront profonds et assez lents au début. Ils ne deviendront

rapides que vers les cinq ou six derniers. Les
pétrissages seront faits d'une façon générale sur
tous les groupes du membre ; leur durée sera de
deux à trois minutes.

Les tapottements succèderont à ces effleurages ;
ils seront pratiqués sur un trajet aller et retour,
du cou-de-pied au pli de l'aine et réciproquement ;
leur durée sera d'une minute et demie à deux
minutes au maximum. Bien entendu, ces tapottements intéresseront les groupes antérieurs, internes
et externes de la cuisse et les groupes externes et
internes de la jambe.

La surface antérieure des jambes terminée,
l'opérateur fera retourner son client et massera
les groupes postérieurs. Ce massage comprendra,
lui aussi, des effleurages, des pétrissages et des
tapottements, qui seront effectués dans les mêmes
proportions que sur les groupes antérieurs. Je
conseillerai d'insister davantage sur les lombaires. Les effleurages de ces muscles seront profonds ; leur nombre sera d'une vingtaine environ ;
les pétrissages seront remplacés par des écrasements opérés avec la surface externe des
poings fermés ; leur durée sera d'une à deux
minutes.

Les tapottements de ces muscles seront énergiques
et dureront deux minutes environ. Je conseille cette
durée, qui peut paraître excessive, parce que ces
tapottements ont une excellente action sur la circu-

lation centrale et, par conséquent, sur la circulation générale.

Les lombaires terminés, l'opérateur passera au massage du trapèze. Ici le massage sera plus sérieux. Il se composera d'effleurages, de pétrissages, d'écrasements, de tapottements. Les effleurages seront faits dans les trois directions déjà décrites ; les autres manipulations devront suivre ce mode opératoire.

Les effleurages seront au nombre de six à huit sur chaque direction ; ils seront très profonds et assez rapides. Les pétrissages auront une durée générale de trois à quatre minutes. Les écrasements,

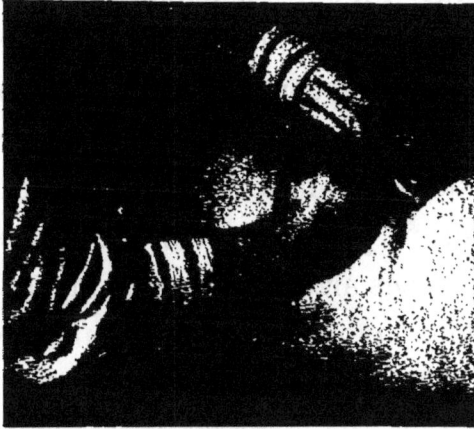

opérés avec la surface externe des poings fermés, auront une durée de deux à trois minutes. Les tapottements auront une durée analogue et devront insister sur la nuque où ils auront l'avantage d'activer la circulation cérébrale.

Lorsque le massage du trapèze sera terminé, l'opérateur s'occupera des deltoïdes. Ce massage doit être fait les bras du sujet étant mis d'équerre avec son corps. Il se composera d'effleurages, qui partiront du tiers supérieur du bras pour aboutir à la base du cou. Leur nombre sera d'une dizaine environ ; ils seront profonds et rapides. Les pétrissages seront faits en commençant par le point le plus rapproché du cou ; arrivé au gras de l'épaule, l'opérateur devra pétrir très profondément, de façon à bien agir sur les faisceaux musculaires profonds.

Je ne crois pas que les écrasements aient une action bien efficace sur ce muscle ; la forme de la région facilite peu leur pratique. Les tapottements seront pratiqués du tiers supérieur du bras à la base du cou ; leur maximum d'intensité sera atteint vers le milieu de leur trajet ; ils seront plus prudents vers la base du cou, parce qu'ils seront pratiqués sur des grosses veines et des grosses artères, qui sont encore assez superficielles pour avoir à souffrir d'un tapottement brusque. Leur durée sera d'une minute environ.

Lorsque le massage des deltoïdes sera terminé, l'opérateur passera au massage éliminateur des bras. Ce massage sera composé d'effleurages, de pétrissages et de tapottements.

Les écrasements ne seront pratiqués que sur les régions qui contiennent les gaines tendineuses.

Les effleurages seront pratiqués comme ils ont été décrits dans le massage stimulant, c'est-à-dire se perpétuer sur le bras, sur les masses musculaires qui ont la même fonction. Sur les fléchisseurs, leur nombre sera d'une vingtaine, tandis que sur les extenseurs ils ne seront guère que quinze environ. Les pétrissages pourront être faits globalement, c'est-à-dire que les deux mains seront opposées l'une à l'autre et pétriront dans une action commune le biceps et le triceps, et ainsi de suite jusqu'au poignet. Leur durée sera de trois à quatre minutes environ.

Les écrasements seront pratiqués sur les surfaces internes et externes du tiers inférieur de l'avant-bras. Ils seront faits avec les pouces accolés et exécutant un mouvement rotatoire profond. Ils commenceront sur la partie supérieure de cette région, qui est située 10 centimètres environ au-dessus du poignet. Ils descendront ensuite vers celui-ci et seront terminés par un écrasement en règle du muscle palmaire qui tapisse la paume de la main.

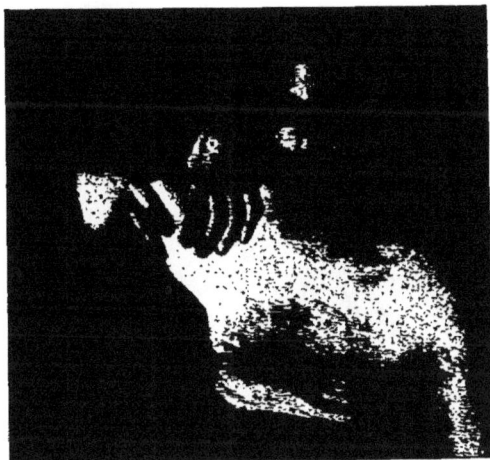

Les tapottements seront pratiqués d'une façon générale, c'est-à-dire du bras à l'épaule ; ils devront déborder sur le deltoïde quand ils agiront sur les fléchisseurs du bras. Leur durée sera de deux minutes environ.

Après ce massage comme après les autres, il est nécessaire d'accorder quelques instants d'immobilité au corps pour permettre la désassimilation totale des déchets de combustion et de ne pas se livrer à un exercice actif immédiatement après cette immobilisation.

LA LUTTE

Considérations générales.

La lutte est un sport violent qui réclame beaucoup de souplesse musculaire et beaucoup de résistance de la part des organes.

La respiration du lutteur est toujours suffisante, car la cage thoracique est en général très développée chez les sportsmen qui pratiquent ce sport. Celui qui n'aurait pas une respiration suffisante serait vite rebuté par l'essoufflement et le manque de résistance.

Dire que la lutte est le sport de développement physique par excellence serait un peu osé, car un individu léger n'a que faire en un sport où le poids est un atout important dans le jeu du pratiquant. Il serait plus juste de dire que la lutte est un sport de perfection pour certaines natures, déjà bien constituées, et qui n'ont qu'à gagner à cette pratique.

Personnellement, je ne vois pas quel avantage le corps peut retirer de cette pratique ; je la comprends telle qu'elle était pratiquée par les anciens : en plein air, mais non dans une salle close conte· nant un certain nombre de spectateurs et mettant en cela l'athlète dans de mauvaises conditions hygiéniques.

Enfin, l'engouement du public nous enseigne, sinon l'esthétique de ce sport, du moins l'attrait qu'il exerce par ce qu'il a d'extraordinaire pour ne pas dire de prodigieux, et il est bon que le massage intervienne un peu pour remédier à certains à-côtés défectueux de la lutte moderne.

Plus que tout autre le lutteur a besoin d'oxygène, d'une part, et d'appareils désassimilateurs, d'autre part ; il n'est peut-être pas un sportsman dont les poumons (inspirations) aient à fournir autant d'oxygène à l'organisme et dont les reins, le gros intestin, le poumon (expirations), les glandes sudoripares aient plus à désassimiler.

Pour ce qui est d'un massage spécialisé il y a peu à dire ; le massage que l'on pourrait indiquer serait purement théorique et ne rendrait que des services bien minimes à qui l'emploierait. Le massage général est ce qu'il y a de mieux après une séance de lutte, à condition toutefois d'attendre que l'appareil sous-cutané ait terminé ou du moins ralenti ses sécrétions.

Lorsque le lutteur aura terminé son entraîne-

ment ou sa rencontre, il faudra l'essuyer consciencieusement et renouveler l'opération quatre à cinq
fois, à quelques minutes d'intervalle. Rien n'est nocif
à la peau comme le séjour de la sueur sur elle ;
celle-ci contient des acides qui ont une tendance
à combattre l'action émolliente du sébum et il est
d'évidence scientifique qu'une peau trop sèche conduit tout droit à certaines maladies du tissu cutané.

Sécher le lutteur, en enlevant les sueurs au
moyen d'un linge éponge et masser ensuite.

Ici doit se placer une considération scientifique :
les Suédois ont depuis longtemps préconisé le
massage opéré sur le linge, c'est-à-dire en inter-
posant entre la main et la peau un tissu léger.
Outre l'avantage prophylaxique retiré de ce
dispositif il est bon d'en faire remarquer les avantages physiologiques. Le massage entraîne la
desquamation de la peau, en réduisant celle-ci à la
couche de jeunes cellules immédiatement situées
sous la couche morte. La couche de cellules mortes
est donc évidemment desquamée peu à peu. Si
l'on massait à même la peau sur un individu qui
vient de transpirer beaucoup, on risquerait fort de
faire un amalgame de sueur, partant d'acide urique,
et de cellules, qui se déposerait aux orifices des
ouvertures de l'appareil sécréteur. Il en résulterait
un mauvais fonctionnement de ceux-ci et la présence d'un produit irritant qui peut même être
considéré comme dangereux.

Donc, outre le séchage du lutteur, le revêtement d'un costume léger servant uniquement au massage et ne servant surtout que pour un seul massage. Renouvelé peu fréquemment, il serait bientôt saturé d'acide urique et de matière sébacée, et alors autant vaudrait masser à même la peau.

Je ne crois pas utile de décrire à nouveau le massage général; il doit être pratiqué de la même façon que celui qui a été décrit à titre hygiénique, après le séjour du corps dans l'eau. Le lecteur n'a donc qu'à se reporter à la partie du volume qui traite de la natation et suivre l'ordonnance des diverses opérations qui composent un massage général.

Gymnastique de résistance.

Il y a plusieurs gymnastiques de résistance à observer en matière de lutte. Tout d'abord observons quelle est la partie du corps qui travaille le plus : c'est la colonne vertébrale et les muscles y afférent.

Donc, trois régions de résistances principales : la région lombaire, la région dorsale et la région cervicale.

La région cervicale est celle d'entre les trois qui a l'effort le plus pénible à soutenir. C'est elle, en effet, qui est chargée de soutenir le poids du lutteur et de son adversaire lorsqu'il se reçoit en pont.

Le trapèze et les fléchisseurs de la tête en arrière sont les muscles intéressés par cette gymnastique.

Voici comment elle peut s'opérer de la meilleure façon : le masseur fera asseoir son client sur une chaise, de façon à avoir son client bien dans la main. Celui-ci sera adossé comme il faut sur sa chaise ; l'opérateur lui opposera sa force en appliquant ses deux mains ouvertes sur l'occipital ; ceci fait, il lui commandera de renverser la tête et s'opposera très énergiquement à l'accomplissement de ce mouvement. Lorsque celui-ci sera terminé, l'opérateur passera ses mains, dont les doigts seront enlacés, en cravate autour du front et résistera à l'accomplissement du mouvement contraire.

Il est évident que, dans l'action de se recevoir en pont, le lutteur a besoin des contractions des branches latérales de son trapèze et qu'il est aussi nécessaire de les hypertrophier ; la même gymnastique que celle qui a été préconisée au chapitre de l'aviron peut servir ici.

Je la répète pour éviter des recherches inutiles au lecteur.

L'opérateur place son client assis sur un plan légèrement en dessous de lui; il lui commande de fléchir les bras en les ramenant vers la poitrine ; il s'oppose assez énergiquement à l'accomplissement de ce mouvement. Arrrivé à ce point, il marque un temps d'arrêt et commande au sujet de bien tirer les bras en arrière de façon à rapprocher le plus possible les deux omoplates. Les coudes doivent être élevés à la hauteur de l'épaule ; alors on commandera l'extension lente des bras en résistant très énergiquement à cette extension.

Ces mouvements seront répétés une dizaine de fois de suite.

La gymnastique de résistance appliquée aux lombaires sera pratiquée de la façon suivante : l'opérateur placera son client dans la position debout, les talons réunis, les pointes des pieds légèrement en dehors. Il lui commandera de fléchir le corps en avant autant qu'il lui sera possible de le faire. Arrivé au point extrême de la flexion, il apposera ses mains sur les épaules du sujet et ordonnera le redressement du corps en s'opposant assez énergiquement à la réalisation de ce mouvement. Il faut naturellement se baser sur la force physique du sujet pour doser la résistance, de façon à ce qu'elle ne soit ni insuffisante ni trop énergique. Le mouvement contraire aura pour action de fortifier le grand droit abdominal dont la fonction est de fléchir le corps en avant. On commande à l'athlète de fléchir le corps en arrière, les poings sur les hanches, et, pour faire d'une pierre deux coups, on place les mains aux coudes ainsi fléchis. On ordonne la flexion en avant et l'on s'oppose à son exécution. Opéré en plaçant ainsi la résistance, ce mouvement aura pour action de fortifier non seulement les fléchisseurs qui tapissent l'abdomen, mais encore les muscles qui tapissent l'épaule humaine. Tous ces mouvements seront répétés une dizaine de fois de suite.

Une gymnastique accessoire, mais qui a néanmoins son importance, est celle des obliques abdominaux qui ont pour fonction de fléchir le corps à droite et à gauche. Voici comment devra se pratiquer cette gymnastique : l'opérateur placera son client dans la même position que précédemment, et, lui ayant ordonné de fléchir le corps à droite ou à gauche, il le saisira par un bras et s'opposera au redressement du corps. Le même mouvement sera répété de l'autre côté et tous deux seront pratiqués une dizaine de fois.

La gymnastique des jambes se réduira à celle des fléchisseurs du membre. Le sujet étant couché dans la position à plat ventre, il faut lui saisir les jambes au niveau des chevilles et lui ordonner de fléchir les jambes sur les cuisses; ceci fait, on s'opposera assez énergiquement à l'extension, puis à la flexion ; ce dernier mouvement sera plus énergique que le précédent.

Quelques mots sur les massages partiels.

Il n'est pas rare, pour ne pas dire il est fréquent, qu'au cours d'une prise de lutte un membre soit luxé ou qu'une ecchymose se produise avec un point douloureux. Dans le premier cas, il faut remettre l'articulation en place et, pour remédier à un épanchement de synovie dû à une éraillure de la synoviale, il faut pratiquer un massage qui facilitera la résorption de cet épanchement. Voici comment il faut pratiquer ce massage : le membre étant remis en place, on pratiquera des effleurages profonds sur les téguments situés au-dessus de l'articulation démise, puis on pratiquera des pétrissages qui se rapprocheront progressivement de cette région. Quand les organes situés au-dessus de l'articulation lésée auront été suffisamment stimulés, on pratiquera un bon écrasement sur les défauts de l'articulation et l'on fera une légère compression avec une bande de Velpeau et de l'ouate cardée.

Pour les ecchymoses on pratiquera de la même façon pour exciter les organes situés alentour, et l'on écrasera légèrement l'ecchymose en commençant par les bords et en refoulant, pour ainsi dire, les plaques noires vers le centre.

De cette façon on évitera bien des ennuis et des immobilisations fâcheuses

L'ESCRIME

Considérations générales.

L'escrime a été un art avant que d'être un sport ;
je crois que, de nos jours, elle est plutôt un sport
qu'un art, mais il faut lui conserver ces deux qualités qui, si elles ne sont pas adoptées par la totalité
des pratiquants, le sont du moins par l'élite profes-
sorale.

En tant que sport, c'est peut-être celui qui
donne le plus de souplesse et le plus d'esthétique
au corps humain, tout en lui réservant de précieuses
qualités d'endurance. Je n'ai peut-être qu'une seule
objection à formuler contre lui, et cette objection
est d'ordre purement hygiénique. Il est déplorable,
en effet, qu'un sport aussi entraînant que celui-ci
soit pratiqué dans des salles closes où plusieurs
individus respirent, où la poussière soulevée par
les bonds et les appels se mêle à l'air inspiré.

Le tireur a besoin de deux qualités essentielles :
l'endurance, la rapidité. Il lui faut être endurant
pour résister au nombre de reprises que nécessite
un assaut ou éventuellement un duel ; il lui faut
être rapide pour défier la parade de l'adversaire et
toucher.

Je crois que la qualité du tireur dépend beaucoup de la souplesse du poignet, c'est-à-dire de la
rotation du radius sur l'humérus. Il importe donc
de surveiller sérieusement cette rapidité de rotation, qui est assurée par quelques muscles.

Sa résistance dépend de la force du groupe antérieur de la cuisse, dont les mouvements assurent
le redressement rapide du corps pour le retour
à la parade.

La respiration du tireur ne peut guère entrer
en ligne de compte, attendu que certains temps
d'immobilité viennent couper les activités musculaires intensives. Deux sortes de massage peuvent
être admis et être appropriés à l'escrime. Il suffit
pour cela de jeter un coup d'œil sur les pratiquants.

En escrime, il y a deux sortes de pratiquants :
ceux qui le sont par amour de cet art ; ceux qui le
sont par besoin sportif ou par bon ton. Les premiers sont des spécialistes, les seconds des sportifs
qui sont à l'escrime comme on est au sport hip-
pique.

Il faut aux premiers un massage stimulant qui

s'occupe des qualités essentielles de ce sport; aux seconds, je conseillerai, comme aux sportsmen qui pratiquent la natation : un massage général hygiénique.

Je décrirai sous ses deux formes le massage, stimulant et désassimilateur, appliqué à l'escrime; j'indiquerai en quelles conditions doit être pratiqué le massage général.

Outre le massage, il y a pour les « purs » de l'escrime une gymnastique spéciale qui leur sera fort utile; je la décrirai en son lieu et place.

Le massage stimulant.

Le massage stimulant, appliqué à l'escrime, devra s'occuper des jambes de la région lombaire, du bras droit (gauche pour les gauchers naturellement), du deltoïde droit (même observation) et de la partie du trapèze intéressée par les mouvements du bras.

Pour pratiquer ces différents massages, il faut que le sujet soit couché, et cela non seulement pour la commodité des manipulations, mais aussi parce que cette position est favorable à l'activité circulatoire.

Donc, le sujet couché sur un lit, un divan ou une table spéciale.

L'opérateur s'occupera d'abord des jambes. Il pratiquera des effleurages rapides et qui intéresseront tout le membre. Ces effleurages gagneront autant en profondeur qu'en rapidité ; leur nombre variera entre quinze ou vingt, suivant l'état musculaire du sujet. A ces effleurages succèderont des pétrissages qui commenceront au point le plus voisin du pli de l'aine pour être terminés au niveau du genou. Ces pétrissages devront intéresser le groupe antérieur, le groupe externe et le groupe interne. Sur le groupe antérieur ils seront actifs et assez vifs ; sur le groupe externe ils seront très profonds, eu égard à la profondeur des aponévroses musculaires ; sur le groupe interne ils seront prudents, et toujours pour ce même motif des vaisseaux importants sur lesquels ils agissent ; on ne saurait trop répéter ce principe, car il est plus facile de prévenir une phlébite toujours possible qu'au médecin de la guérir.

La durée de ces effleurages sera de quatre à cinq minutes environ.

A cette manipulation succèdera un effleurage consciencieux du groupe antéro-externe de la jambe ; ce groupe est très important dans la jambe droite du tireur droitier et réciproquement dans la gauche du tireur gaucher. C'est lui qui assure, en partie, la stabilité dans le mouvement du tireur qui se fend.

Ce pétrissage sera obtenu au moyen des pouces ; il sera très profond et assez actif ; sa durée sera de trois à quatre minutes environ.

Lorsque le pétrissage de ce groupe sera ter-

miné, l'opérateur se livrera à une série de tapottements opérés sur toute la longueur du membre.
Ces tapottements se feront sur un trajet aller et
retour; ils croîtront en profondeur et en vitesse;
leur durée sera de deux à trois minutes environ.

Lorsque les deux faces antérieures des deux
membres seront terminées, le masseur placera
son client dans la position opposée à la précédente
et effleurera les faces postérieures des membres.
Les effleurages débuteront sur le tendon d'Achille
pour être terminés sur les fessiers, en débordant
les hanches en dehors. Ils seront au nombre d'une
dizaine sur la jambe gauche et d'une vingtaine sur
la jambe droite, suivant que le tireur sera gaucher
ou droitier.

Lorsque ces effleurages seront terminés il faudra
traiter les muscles par un pétrissage consciencieux.
Ce pétrissage sera pratiqué de la façon suivante :
les muscles fessiers seront pétris dans le sens de
leurs fibres, c'est-à-dire dans un sens horizontal;
ensuite, le corps de la cuisse dans le sens vertical,
puis la jambe dans le même sens.

Les fessiers seront pétris de la même façon
pour les deux membres; les autres parties du
membre en tenant toujours compte de la différence
de travail musculaire pendant l'exercice du sport.
Il faut que la cuisse droite soit pétrie plus longuement et aussi plus profondément que la gauche. Ceci
en réfléchissant aux contractions que fournissent

ses muscles pour redresser le corps au retour à la parade.

La durée des pétrissages du membre droit sera donc de trois à quatre minutes environ, sur sa face postérieure, tandis qu'elle ne sera que d'une durée de deux à trois minutes sur le membre gauche.

Lorsque le pétrissage d'un membre sera terminé, le masseur pratiquera une série de tapottements sur les fessiers, qui seront opérés dans le sens horizontal, et sur un trajet aller et retour. Ces tapottements ne durent guère qu'une demi-minute sur ces groupes ; sans transition, ils seront continués sur toute la longueur du membre et devront se pratiquer sur un trajet aller et retour partant du tendon d'Achille, virant à la fossette fessière et se continuant ainsi pendant une durée d'une à deux minutes maxima.

Les deux jambes terminées, le masseur fera bien de s'occuper des muscles de la région lombaire et de ceux de la région sacrée. Il y a intérêt à les traiter pour éviter l'empâtement de la région et, partant, la diminution de la flexibilité du corps. C'est là, je crois, un point assez important en matière d'escrime et que cultive particulièrement l'école italienne.

Ce massage sera pratiqué de la façon suivante : l'opérateur pratiquera des effleurages latéraux, partant du niveau de la colonne vertébrale pour

aboutir à la courbure des hanches et du torse.
Ces effleurages seront pratiqués par séries super-
posées et montant jusqu'au milieu du dos. Ils seront
au nombre de cinq à six dans chaque série. Lorsqu'ils seront terminés, l'opérateur pratiquera des
pétrissages sur des directions analogues ; leur
durée totale sera de trois à quatre minutes pour le
tout. A ces effleurages succèderont des séries de

tapottements ef-
fectués de la
même manière.
Leur durée sera
d'une minute en-
viron.

Lorsqu'ils se-
ront terminés, le
masseur prati-
quera un mas-
sage assez cons-
ciencieux du tra-
pèze.

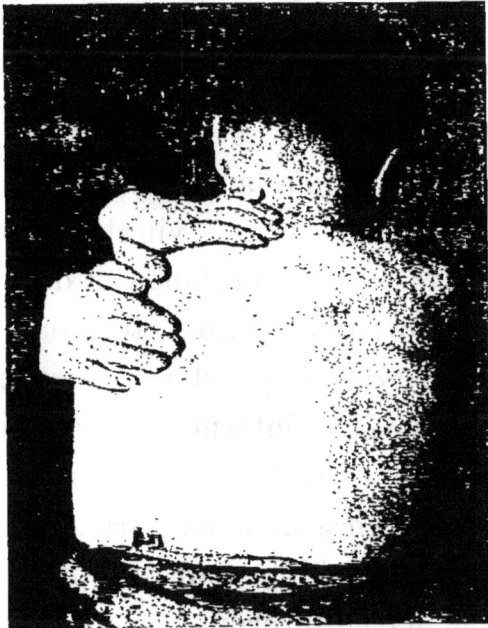

Je répète ici ce
massage, déjà traité en une autre partie du volume.

Les effleurages seront pratiqués sur trois directions formant, pour les deux côtés, un losange coupé
par une ligne médiane, comme l'indique d'ailleurs
la figure ci-contre.

Sur chacune des six directions devront être
opérés une dizaine d'effleurages qui progresseront

en vitesse et en profondeur. Le pétrissage sera
fait de même et sera très actif sur les directions
allant du milieu du corps vers la droite.

Les tapottements seront faits d'une façon générale
c'est-à-dire en partant d'un angle du losange pour
aboutir à l'angle correspondant. Leur durée sera
de deux à trois minutes au maximum.

Lorsque le massage du trapèze sera terminé,
il faudra s'occuper du bras qui a fonction de
tirer.

Les effleurages partiront de la paume de la main
pour aboutir au biceps et se perpétuer sur le deltoïde jusqu'à la base du cou. Ces effleurages seront
au nombre d'une vingtaine environ et seront de
plus en plus profonds et de plus en plus rapides.

Lorsqu'ils seront terminés, l'opérateur devra
pétrir le biceps et faire suivre son pétrissage sur
la surface interne du bras jusqu'au niveau du
poignet. Ces pétrissages seront profonds; leur
durée sera de deux à trois minutes.

Lorsqu'ils seront terminés, une série de tapottements clôtureront les opérations sur ces groupes.
Ils seront pratiqués en suivant un trajet aller et
retour, partant du poignet, allant à l'aisselle et
revenant au poignet. Leur durée sera d'une minute
environ.

Ceci terminé, il faudra effleurer les antagonistes.
Les effleurages partiront du bout des doigts (surface externe) pour monter sur le triceps et le del-

toïde jusqu'à la base du cou. Une vingtaine est nécessaire. Pour faire d'une pierre deux coups, l'opérateur pétrira le deltoïde en commençant à la base du cou, puis pétrira successivement le triceps et les extenseurs des doigts.

Ce pétrissage peut avoir une durée de trois à quatre minutes, car il agit sur des muscles qui ont pour fonction d'allonger le bras et, partant, de déterminer une plus grande force offensive du tireur.

Une série de tapottements viendra terminer ce massage. Ils seront pratiqués sur le même trajet et auront une durée d'une minute environ.

Je crois qu'il serait bon de terminer ce massage par un écrasement consciencieux des gaines et du poignet. C'est une partie trop délicate en escrime pour que l'on n'y attache pas une importance capitale.

Quoique l'on recommande au tireur de ne pas serrer son fleuret ou son épée, il y a toujours un travail très actif fourni par les extenseurs et les fléchisseurs, qui peut entraîner soit un léger épanchement synovialique, qui a pour résultat, après sa résorption, un peu de ténosite, c'est-à-dire une certaine sécheresse de la gaine qui nuit à la souplesse de l'articulation.

Cet écrasement sera pratiqué avec la pulpe des pouces accolés, et sera réparti sur le tiers inférieur de l'avant-bras et sur les métatarsiens. Cet écrasement doit être fait en mobilisant l'articulation. Pour bien l'obtenir, voici comment l'opérateur saisira la main de son client : il la prendra dans ses deux mains et appliquera les pouces sur l'intersection articulaire et écrasera, non pas en faisant mouvoir ses doigts, mais en mobilisant au contraire l'articulation sous eux.

La durée de cet écrasement n'est que d'une minute environ.

La gymnastique de résistance.

La gymnastique de résistance, appliquée à l'escrime, n'aura à s'occuper que du bras (droit ou gauche, suivant le cas).

Elle comprend trois sortes de mouvements qui sont : mouvements d'élévation, mouvements de flexion, mouvements de rotation.

Les mouvements d'élévation ont pour action de fortifier le deltoïde ; les mouvements antagonistes ont pour action de fortifier le grand dentelé et l'oblique.

Les mouvements de flexion ont pour action de fortifier les fléchisseurs des doigts, le biceps et une partie du deltoïde. Les mouvements d'extension fortifient les extenseurs des doigts, le triceps et le dentelé.

Les mouvements de rotation ont pour action de

fortifier les muscles, qui concourent à la rotation du radius sur l'humérus.

Les mouvements d'élévation seront pratiqués de la façon suivante : le sujet sera assis sur une chaise, il abaissera son bras que l'opérateur saisira en prenant la main par les doigts ; ceci fait, il commandera à son client d'élever le bras en l'écartant latéralement, de façon à ce qu'il décrive un demi-cercle dans l'espace, pour arriver à être élevé un peu au-dessus de la tête et légèrement en avant de celle-ci. La résistance qui sera opposée à l'accomplissement de ce mouvement sera graduelle ; elle ne devra réellement atteindre son maximum de résistance que vers le milieu de production du mouvement. Arrivé au point terminus de la course du bras, il faudra que l'opérateur résiste suffisamment au retour de celui-ci à la position première, de façon à bien lui faire marquer un point d'arrêt, puis il résistera plus faiblement pour augmenter de nouveau sa force de résistance vers le milieu de ce mouvement contraire. Ces mouvements seront répétés une vingtaine de fois de suite.

J'ai commis une erreur chronologique en énonçant les mouvements au début de ce chapitre, car les mouvements de rotation devront suivre les mouvements d'élévation. Voici comment seront obtenus ces mouvements : l'opérateur saisira la main de son client comme s'il lui donnait une poignée de mains, puis il lui commandera de tourner son avant-bras en dehors et ensuite en dedans. Il résistera à l'accomplissement de ce mouvement en se basant un peu sur la force physique de son client. Ces mouvements de rotation seront répétés une dizaine de fois.

Les mouvements de flexion seront combinés avec un mouvement de rotation de l'avant-bras. L'opérateur fera tendre le bras à son client et lui commandera de le fléchir après lui avoir préalablement saisi la main ; il résistera à cette flexion en commandant, vers son milieu, un mouvement d'élévation du coude.

Le mouvement d'extension sera pratiqué de même, mais en commandant, vers son milieu de production, un mouvement d'abaissement du coude.

La gymnastique de résistance, appliquée aux extenseurs de la main, comprend deux genres de mouvements : des mouvements de flexion en avant et en arrière, des mouvements de flexion latérale, à gauche et à droite.

Voici cette gymnastique : le sportsman posera son avant-bras sur une table de hauteur moyenne, il fermera son poing, que saisira son masseur, et, sans que le coude ait à se soulever, il exécutera des mouvements de flexion en avant et en arrière. Dans ces mouvements, c'est le bord de la main opposée au pouce qui doit servir de pivot. Ces mouvements seront pratiqués pendant une bonne minute. Ce sont eux qui décideront de l'énergie de flexion du poignet.

Les autres mouvements seront pratiqués de la façon suivante : le tireur posera son avant-bras, la paume de la main appliquée sur la table ; il fermera le poing et le masseur résistera à son déplacement à gauche et à droite. Ces mouvements-ci seront pratiqués pendant une demi-minute environ ; ils complètent les mouvements précédents. Je crois aussi qu'il sera bon de pratiquer un peu de gymnastique d'extension de la jambe droite (ou gauche, suivant le cas).

Voici comment sera obtenue cette gymnastique : le sujet sera, de préférence, couché sur le dos, l'opérateur lui fera légèrement fléchir la cuisse et lui fera complètement fléchir la jambe sur celle-ci. Il ne résistera pas à ce mouvement de flexion qu'il accompagnera seulement avec ses mains en cravate autour des malléoles.

La résistance ne devra s'exercer que sur le mouvement qui ramènera la jambe en ligne droite avec la cuisse, et dans une position plus élevée que le point où sera posé le bassin du corps. Arrivé à cette partie du mouvement, le sujet abaissera son membre, puis l'élèvera de nouveau et recommencera les mouvements de flexion de la jambe sur la cuisse.

La gymnastique d'assouplissement des lom-

baires et des muscles abdominaux s'opère de la
façon suivante : l'opérateur fait fléchir son client
en avant, les talons réunis, la pointe des pieds
légèrement en dehors. Il lui commande de se
relever et, posant ses mains sur les épaules de son
client, il s'oppose à la réalisation du mouvement ;
il résistera énergiquement lorsque le corps se rap-
prochera de son centre de gravité. Arrivé là, il
commandera au sujet de mettre les poings sur les
hanches, saisira les bras vers leurs tiers supérieurs
et commandera un mouvement de flexion du corps
en arrière, auquel il résistera en décroissant un
peu. Le retour du corps à la position normale
exigera les mêmes résistances. Ces mouvements
de flexion seront répétés une dizaine de fois de
suite chaque jour.

Il n'est pas utile que tous les mouvements de
cette gymnastique soient faits sans arrêt ; je conseillerais très volontiers de faire les mouvements
de flexion du corps, le matin au saut du lit, et de ne
faire les autres que quelques heures après, mais
surtout pas trop près de l'instant où il faudra
faire assaut.

Le massage désassimilateur.

Pour les pratiquants qui font profession de
l'escrime, il faut un massage qui les aide à désassimiler les acides qui sont des produits de com-

bustion. Le massage général que je conseillais à titre hygiénique pourrait très bien s'appliquer ici, mais il a contre lui quelques inconvénients ; il est long, fatigant, et agit indifféremment sur toute la musculature humaine. L'escrime et le massage ainsi compris sont un peu comparables au bain de vapeur, suivi de manipulations diverses, qui étaient pratiqués par les Orientaux et particulièrement par les Égyptiens. Pour ce qui est de l'idéal sportif spécialisé, je crois qu'il vaut mieux pratiquer un massage désassimilateur, basé sur la réflexion, et assouplir ainsi les appareils musculaires qui ont le plus à travailler pendant un assaut ou un combat.

Ces parties, qu'il faudra aider dans leurs fonctions physiologiques, sont : le bras et la jambe. Le bras pour son activité combative, la jambe pour sa flexion répétée et son extension rapide. Le massage du bras comporte des effleurages, des pétrissages, des écrasements, quelques vibrations.

Les effleurages seront profonds, lents au début, rapides vers la fin. Ils seront au nombre d'une vingtaine et seront pratiqués tels qu'ils ont été décrits dans le massage stimulant.

A ces effleurages succèderont des pétrissages qui seront faits d'une façon générale, c'est dire que, tandis qu'une main pétrira le triceps, l'autre pétrira le biceps et cela par opposition. Cette opération commencera par le point du bras le plus voisin de l'articulation glénoïde (épaule), pour se continuer jusqu'au niveau du poignet. Les effleurages du bras seront assez profonds et assez rapides ; leur durée sera d'une minute et demie à deux minutes environ.

Après les effleurages, l'opérateur exécutera une série d'écrasements qui seront pratiqués de deux façons. Sur le triceps et le biceps, et tandis que le bras sera inerte sur un plan légèrement incliné vers l'épaule, l'opérateur écrasera avec la surface plane que présente le bord externe du poing fermé ; ces écrasements pourront être continués de la sorte jusque sur le gras du bras, c'est-à-dire jusqu'au tiers moyen environ de l'avant-bras. Arrivé là, il faudra changer la forme de cette opération et ne plus écraser qu'avec la pulpe des pouces.

Il passe au niveau du tiers inférieur de l'avant-bras une quantité de gaines séreuses qui fournissent un travail assez dur pendant la pratique du fleuret ou de l'épée ; il importe donc de les traiter un peu moins généralement, de façon à toujours prévenir un épanchement synovialique possible, voire même un kyste hydratique, qui vient souvent se loger entre deux gaines.

Cet écrasement s'obtient en apposant les pulpes des pouces sur le point à écraser et en opposant les quatre doigts sur la face opposée du bras pour permettre la pression. L'écrasement devra se continuer jusque sur les phalanges digitales ; sur la face interne du doigt il portera sur les côtés, sur sa face externe il portera au milieu. La paume de la main devra être assez consciencieusement travaillée.

Une opération qui assouplit assez bien les articulations de la main, et qui a été du reste fort en honneur chez les Grecs et les Égyptiens de l'antiquité, consiste à étirer les doigts jusqu'à arriver au craquement.

Il sera bon de terminer ce massage par une vibration centrifuge, opérée en partant de dessous l'aisselle pour aboutir aux bouts des doigts en suivant la face interne du bras; cette vibration devra être assez profonde et lente au début, elle deviendra assez rapide au fur et à mesure de son accomplissement.

La jambe devra être l'objet d'un massage désassimilateur qui portera davantage sur le groupe antérieur de la cuisse que sur les autres groupes. Pour exécuter ce massage, il faudra naturellement que le sportsman soit couché ou tout au moins assis et les jambes allongées sur une autre chaise. Une bonne série d'effleurages, partant du cou-de-pied pour se terminer au pli de l'aine, sera faite. Ces effleurages seront très profonds, mais non très rapides; ils seront au nombre d'une vingtaine environ. A eux succèderont des pétrissages qui débuteront vers le pli de l'aine pour descendre graduellement le long de la jambe jusqu'au coude-pied. Tout naturellement, ces pétrissages intéresseront les trois groupes de la cuisse : antérieur, externe, interne. Ils seront pratiqués à pleines mains sur la cuisse, avec trois doigts sur le groupe antéro-externe de la jambe. La durée de ces pétrissages sera de deux à trois minutes environ. Lorsqu'ils seront terminés, l'opérateur fera un écrasement très consciencieux de la cuisse et de la jambe. Sur les trois groupes musculaires de la cuisse, ils seront pratiqués avec la surface externe des poings fermés ; sur le groupe antéro-externe de la jambe, il vaudra mieux le pratiquer avec les pouces.

Les tapottements, comme on le voit, sont supprimés dans ce massage ; leur forme violente ne convient pas dans un massage qui a pour but d'activer ou plutôt de seconder l'accomplissement physiologique des fonctions désassimilatrices. Mais, en revanche, il faudra pratiquer quelques bonnes vibrations profondes, qui calmeront l'excès de nervosité inévitable après l'effort.

Beaucoup ont discuté ces vibrations, quelques-uns ont même été jusqu'à en nier l'utilité, mais aucun n'a pu nier leur action, et surtout leur action calmante.

Tel enfant très nerveux, qui subit une douche vibratoire pendant un massage abdominal, laquelle douche est pratiquée sur le plexus mésentérique, se trouve littéralement aplati après cette douche.

Ces manipulations seront renouvelées sur la

face postérieure de la cuisse et de la jambe. Leur forme, leur temps d'action et leur ordonnance ne variant pas il est donc parfaitement inutile de les décrire encore une fois.

Quelques mots sur le massage général.

J'ai dit, dans les considérations générales qui ouvrent le chapitre consacré à l'escrime, que le massage général seul convenait à ce sport s'il était pratiqué dans un but hygiénique ou sportif simplement. J'ai déjà décrit ce massage quand j'ai traité la natation, il est assez long à décrire, deviendrait fastidieux à relire pour qui aurait eu le courage de lire ce volume en entier ; je me bornerai donc à indiquer quelles sont les variations qu'il est susceptible de subir étant appliqué à l'escrime.

La première condition requise pour masser un sportsman qui sort de la salle d'armes est de le laisser reposer un peu dans une parfaite immobilité ; cela permet à son cœur, toujours un peu déréglé, de se régulariser, et cela permet en même temps à ses glandes sudoripares de ralentir leurs sécrétions. Il va sans dire que l'on aura soin de bien essuyer le corps avant cet instant de repos.

Le massage abdominal est identique à celui qui a été décrit. Il ne sera point besoin de tant insister sur les muscles pectoraux, qui ont relativement peu fonctionné. Les jambes seront traitées de la même façon ; les lombaires auss'. Le torse sera l'objet d'effleurages profonds, opérés en totalité des fessiers aux épaules. Le trapèze sera traité tout aussi consciencieusement pour l'action qu'il permet sur la circulation encéphalienne.

En somme, le massage général appliqué à l'escrime est plus simple que celui qui se pratique après l'immersion du corps. J'insiste encore davantage ici sur l'utilité qu'il y a pour le client à se faire masser sur un vêtement en toile légère ; c'est plus sûr et plus sain.

LA BOXE

Considérations générales.

Qui dit coup de poing ne dit pas boxe. Il y a
une différence analogue, entre l'homme qui pratique
celle-ci et celui qui donne des coups de poings, à
celle qui existe entre un serrurier d'art et un serrurier ordinaire.

La boxe est un sport de force, de décision et
d'adresse, trois qualités que l'entraînement procure. Malgré la concurrence formidable du Jiu-
Jitsu, la boxe reste et demeurera l'art très sportif
de corriger les gens qui vous embêtent. Je ne veux
pas nier l'utilité de la boxe japonaise, ce n'est pas
mon affaire d'entrer en polémique sportive avec
quiconque, mais je préfère, en tant que sportif, une
pratique qui développe à une pratique qui, évitant
l'emploi de la force, conduit l'homme à la négliger
pour la perdre. D'ailleurs, l'un n'empêche pas

9

l'autre et, tout compte fait, les malandrins et les apaches n'étant pas tous des Ré-Nié, il est fort probable qu'un bon swing ou qu'un chassé bien consenti ferait encore plus de ravages qu'une prise mystérieuse appliquée sans le sang-froid que donne la garde des distances.

La respiration du boxeur doit être suffisante, il ne faut pas perdre de vue que nous avons affaire à un sport qui réclame des mouvements violents et aussi des combustions en rapport direct avec ces mouvements.

Ici le muscle a besoin d'être plus élastique que résistant ; certains êtres, qui paraissent bien minces à première vue, sont parfois plus aptes à la boxe que des mastodontes de par la qualité élastique de leurs fibres musculaires. La rapidité du mouvement dépend de cette qualité ; la rapidité de la vision et de l'analyse de celle-ci dans le cerveau garantit son bon emploi ; question d'accoutumance !

Les muscles qui jouent les premiers rôles sont ceux-ci : fléchisseurs et extenseurs de l'avant-bras et du bras, trapèze, deltoïdes, pectoraux. Fléchisseurs et extenseurs de la jambe, couturier, vaste externe, membraneux et fessiers.

On entrevoit par là quel est le rôle du massage et sur quels organes il va principalement porter.

Massage stimulant.

Pour déterminer les massages qui sont pratiquement applicables à la boxe il nous suffit de voir quels sont les usages auxquels les sportsmen destinent la pratique de la boxe. Les uns la pratiquent professionnellement, les autres par goût sportif et par utilité défensive, d'autres uniquement dans un but hygiénique.

Aux premiers il sera bon de conseiller les deux formes de massage déjà préconisées en d'autres branches sportives : le massage stimulant avant l'épreuve, le massage désassimilateur après l'épreuve ; les seconds peuvent très bien se contenter d'un massage stimulant ou d'un massage désassimilateur, suivant leur goût d'être massés avant ou après leur séance de boxe ; quant aux derniers, le massage qui leur conviendra le mieux est certainement le massage général tel qu'il a été décrit au chapitre de la natation.

Le massage stimulant du boxeur aura à s'occuper des bras et des jambes. Ces dernières fournissant un effort moindre que les premiers, il est tout naturel que le massage soit moins prolongé ; il n'en sera pas moins actif pour cela, étant en rapport avec le travail musculaire.

Le massage stimulant des bras devra traiter les fléchisseurs et les extenseurs, les supinateurs et les pronateurs de l'avant-bras, les fléchisseurs et les extenseurs du bras, le deltoïde et le trapèze; très utilement on peut pratiquer un massage des pectoraux. Les fléchisseurs du bras droit seront bien travaillés, les extenseurs le seront plus encore, le deltoïde gauche et le dentelé qui lui correspond seront légèrement plus travaillés que les droitiers. Ceci nous est indiqué par les mouvements pratiqués au cours d'un assaut de boxe.

Les manipulations qui se succéderont sur les bras sont les suivantes : effleurages, pétrissages, tapottements.

Les effleurages suivront toujours les mêmes directions, qui ont été déjà indiquées plusieurs fois au cours de cet ouvrage et que je répète encore ici afin qu'il n'y ait pas de confusion. Les effleurages qui partent de la paume de la main doivent aboutir au biceps et se prolonger légèrement sur le deltoïde; ceux qui, au contraire, partent de la face supérieure de la main, doivent aboutir sur le triceps et déborder légèrement le trapèze.

Ces effleurages seront au nombre d'une vingtaine sur chacune des directions indiquées; ils seront assez rapides dès le début, et progresseront en profondeur au fur et à mesure de leur débit.

Lorsqu'ils seront terminés, une série de pétrissages sera opérée ; elle empruntera les mêmes directions que les effleurages. Les pétrissages du bras commencent aux points les plus voisins de l'épaule pour se terminer sur les doigts.

Je recommanderai de pétrir plus activement les fléchisseurs de l'avant-bras, parce que la position des poings fermés est fatigante pour eux et a une tendance à les contracturer.

Les pétrissages commenceront par le biceps et descendront graduellement jusqu'au poignet. Ils seront d'une durée d'environ deux minutes sur ces groupes. Sur le triceps ils seront plus prolongés que sur les extenseurs des doigts. Leur durée sera là de deux minutes, rien que pour le triceps. Ils descendront ensuite rapidement vers le poignet.

Les tapottements seront pratiqués après le massage du deltoïde; de cette façon ils sont généraux, agissent sur une surface plus grande et ont une action plus certaine.

Le massage du deltoïde comprend des effleurages, des pétrissages et des tapottements.

Pour masser ce muscle il faut placer le bras dans une bonne position, c'est-à-dire le mettre d'équerre avec le corps. Les effleurages commenceront au niveau du tiers supérieur du bras et se termineront à la base du cou. Ils seront au nombre d'une vingtaine environ. Les pétrissages commenceront à la base du cou pour être terminés au tiers supérieur du bras. Leur durée sera d'une à deux minutes environ.

Les tapottements seront pratiqués d'une façon

générale, en partant du poignet pour aboutir à la
base du cou et pour redescendre ensuite vers le
poignet. Leur durée globale sera de deux minutes
environ. Ils croîtront en rapidité.

Lorsque le deltoïde sera terminé, et cela sur les
deux bras, il faudra s'occuper du trapèze. J'ai
déjà décrit ce massage plusieurs fois, notamment
au chapitre de l'aviron; il est donc inutile de le
décrire à nouveau, le lecteur n'a qu'à se reporter
au dit chapitre.

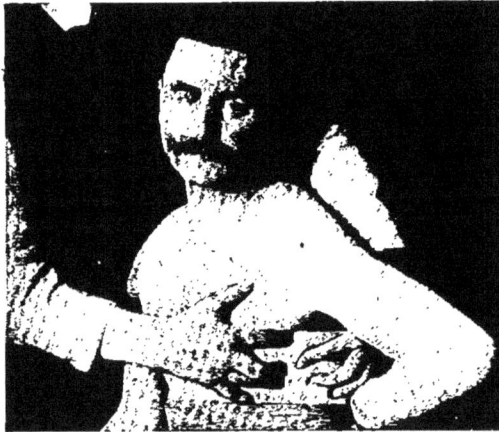

Le trapèze
massé, il faudra
s'occuper du
dentelé. Ce mus-
cle tapisse les
côtes, en des-
sous du bras;
il ne pourra
guère être tra-
vaillé(utilement)
que par des écrasements opérés au moyen de la
pulpe des doigts. C'est un des massages des plus
difficiles à comprendre pour qui ne possède pas la
connaissance exacte du point d'insertion de ces
muscles et leur direction, aussi conseillerai-je au
lecteur de regarder attentivement la figure correspondante et de pratiquer la même opération pendant une ou deux minutes sur la région indiquée.

Le massage des pectoraux a été décrit, lui aussi,

aux chapitres de la natation et de l'aviron ; comme il ne diffère en rien ici, je prie le lecteur de bien vouloir s'y reporter.

Le massage des jambes portera presque exclusivement sur les groupes musculaires de la cuisse. Toutefois, les effleurages seront pratiqués sur toute la surface du membre, en partant des malléoles pour aboutir au pli de l'aine et sur les fessiers. Ces effleurages seront au nombre d'une vingtaine sur chacune des faces du membre ; ils devront être très profonds et très actifs. A eux succèderont des pétrissages, qui commenceront au pli de l'aine pour aboutir au genou. Les pétrissages de cette partie du membre doivent intéresser les trois groupes musculaires de la cuisse susceptibles d'être atteints, le sujet restant dans la position du décubitus dorsal. Ils seront profonds et auront une durée de trois à quatre minutes.

Lorsqu'ils auront été terminés sur le groupe antérieur de la cuisse il faudra les répéter sur le groupe postérieur ; là ils débuteront sur les muscles fessiers pour être terminés au niveau des malléoles.

Leur durée sur cette partie du membre sera de quatre à cinq minutes environ ; ils devront progresser en profondeur.

Lorsque les pétrissages seront terminés il faudra pratiquer une série de tapottements, partant des chevilles et aboutissant à la région lombaire. Ces tapottements se font sur un trajet aller et retour ; leur durée est d'environ une ou deux minutes.

Après ce massage, il faudra pratiquer une gymnastique de résistance bien appropriée. Cette gymnastique, comme toutes celles qui ont été précédemment décrites, est basée sur l'emploi que le sportsman fait du mouvement musculaire.

Gymnastique de résistance.

La gymnastique de résistance se pratiquera sur les bras et sur les jambes du boxeur. Elle diffère des autres gymnastiques en ce sens qu'elle devra résister plutôt à l'exécution rapide qu'à l'exécution en force du mouvement. Cette gymnastique est scindée en deux parties pour les bras, qui sont : mouvements de flexion et d'extension de l'avant-bras sur le bras, mouvements d'élévation et de rotation combinés du bras.

Les mouvements de flexion seront pratiqués de la façon suivante : le bras de l'athlète étant tendu, le poing fermé, l'opérateur saisira le poignet et commandera le mouvement de flexion de l'avant-bras sur le bras ; cette flexion devra être opérée à fond de course, c'est-à-dire l'avant-bras étant presque complètement replié sur le bras. La résistance qui sera opposée à l'accomplissement de ce mouvement sera graduelle, elle atteindra son maximum d'énergie vers la mi-course de l'avant-bras. Il faut que toutes les résistances opposées aux mouvements de gymnastique de la boxe soient pratiquées avec cette graduation, qui donnera l'impression d'un seul point de résistance. Lorsque le bras sera arrivé à cette position, on lui fera marquer un temps d'arrêt d'une ou deux secondes, puis on commandera l'élévation du bras. Il est entendu que l'avant-bras est replié sur le bras, d'une part, et qu'il ne doit pas bouger durant la seconde partie du mouvement; c'est donc un mouvement d'élévation du bras replié qu'il s'agit d'effectuer; la résistance sera opérée avec la main restée libre, que l'on apposera sur le coude du sujet. Le mouvement adverse s'obtient de la façon suivante : on demande l'abaissement du bras en plaçant une résistance sous le coude; on marque encore un temps d'arrêt et l'on réclame l'abaissement de l'avant-bras. La résistance doit ici se distribuer de la façon suivante : on laissera l'avant-bras s'abaisser jusque vers la mi-temps d'évolution, puis on résistera tout d'un coup, de façon à activer la rapidité du mouvement; on comprend aisément quel est le but poursuivi par ce mouvement.

Le mouvement d'élévation combiné avec le mouvment rotatoire de l'avant-bras s'obtient de la façon suivante : les poings sont fermés, le bras est plié suivant un angle de 45 degrés, l'opérateur a saisi le poignet de son client de la main droite, de la main gauche il appuie sur le coude, alors il com-

9.

mande d'élever le coude et de baisser l'avant-bras
vers la terre. Il s'opposera simultanément à l'élévation du coude et à la rotation de l'avant-bras ;
toutefois il ne s'opposera pas à son abaissement.
Le mouvement des antagonistes se pratique de la
même façon ; l'opérateur s'oppose à l'abaissement
du coude et, pendant que l'avant-bras s'élève, il
s'oppose à la rotation du radius. Ces mouvements
sont d'une très grande utilité tant pour augmenter
la vitesse d'évolution des bras que pour augmenter
leur force dynamique.

La gymnatique de résistance des jambes comporte deux genres de mouvements, qui sont : les
mouvements de flexion et d'extension, les mouvements d'abduction et d'adduction.

Les premiers sont obtenus de la façon suivante : le
sujet est assis sur un plan fixe, le dos appuyé contre
un autre plan fixe légèrement incliné en arrière ;
l'opérateur saisit la jambe au niveau des malléoles
et commande au sujet de fléchir la jambe et la
cuisse ; il s'opposera graduellement à l'accomplissement du mouvement et, après avoir marqué un
léger temps d'arrêt vers la mi-temps, résistera
brusquement vers la fin de course du pied. Lorsque
la cuisse et la jambe seront entièrement fléchies il
apposera sa main demeurée libre sur le genou et
commandera d'écarter celui-ci en dehors, puis le
ramènera en dedans. Cette résistance doit être
moindre. Dans ce mouvement-ci le pied doit rester

dans l'axe du corps, seul le genou doit se déplacer.

Les mouvements d'abduction et d'adduction seront pratiqués, la jambe étant étendue. L'opérateur la saisira aux chevilles, commandera des mouvements d'écartement en dehors et, réciproquement, des mouvements de dehors en dedans. A l'accomplissement de ces mouvements-ci la résistance opposée doit être faible, son action ne s'exerçant que sur des muscles peu volumineux.

Tous les mouvements qui viennent d'être décrits doivent se répéter chaque jour, après le massage stimulant ; leur nombre varie, suivant l'importance musculaire de l'athlète. Je puis donner comme chiffres extrêmes 10 et 30.

Le massage désassimilateur.

Comme les autres sportsmen, le boxeur éprouve, au sortir d'un assaut, une certaine raideur dans les bras et dans les jambes ; ceci tient à la présence dans ses muscles d'une certaine quantité d'acide sarcolactique que la nature élimine d'elle-même d'ordinaire avec plus ou moins de promptitude. Il faut donc qu'un massage intervienne pour seconder la nature et ne pas permettre à ces acides de séjourner assez longtemps pour durcir les muscles.

Ce massage agira sur les bras et les jambes, il sera simplifié pour ne pas occasionner une fatigue qui, ajoutée à celle du sport, deviendrait contraire à l'athlète.

Ce massage est composé d'effleurages profonds, de pétrissages, d'écrasements et de quelques vibrations centrifuges.

Les bras seront traités par une vingtaine d'effleurages de plus en rapides et de plus en plus profonds ; le trajet suivi par eux sera le même que dans le massage stimulant.

Les pétrissages commenceront vers le point le plus rapproché de l'épaule, leur durée sera de deux à trois minutes environ. Les écrasements seront pratiqués avec la surface externe des poings fermés ; ils seront pratiqués par opposition, je veux dire par là que, tandis qu'un poing écrasera le biceps, l'autre écrasera le triceps. Sur l'avant-bras ils seront pratiqués avec les pulpes des pouces accolés.

Sur le tiers inférieur de l'avant-bras ils insisteront davantage, les tendons ayant plus à souffrir des mouvements violents que les muscles.

La durée de ces écrasements est de deux à trois minutes, mais il faudra la subordonner à l'état de fatigue du sujet.

Le massage désassimilateur des jambes est composé des mêmes mouvements ; les pétrissages seront plus actifs, ainsi que les écrasements.

Les effleurages seront au nombre d'une vingtaine sur chaque face de la jambe ; ils progresseront en vitesse ainsi qu'en profondeur.

Les pétrissages débuteront par le point le plus voisin du pli de l'aine; ils auront une durée de deux à trois minutes par membre.

Les écrasements seront pratiqués en accolant les poings et en faisant porter leur surface externe sur les régions à écraser. La durée de cet écrasement est de deux à trois minutes environ. Elle est surtout subordonnée à l'état de fatigue du sujet.

Après toutes ces opérations, il faudra opérer sur les bras et sur les jambes des vibrations centrifuges, qui auront pour action de retentir sur les anses et les plexus nerveux et de calmer l'excicitation causée par le massage et l'effort physique.

Plaies et bosses.

Il arrive souvent qu'au cours d'un assaut de boxe l'un des deux compétiteurs, et quelquefois même les deux, soient victimes de contusions, d'ecchymoses et voire même de blessures. Les dernières sont du ressort chirurgical, les premières de celui du massothérapeute.

Un chassé ou un swing peuvent occasionner un épanchement sanguin sous-cutané qui, ne trouvant pas d'issue, forme un dépôt noirâtre que la médecine appelle ecchymose et le peuple un beurre noir ou un Robert. Ce sang séjournant là va ou se résorber (si le sujet est sain) ou former abcès (s'il est d'état constitutionnel douteux).

Il appartient au masseur de provoquer la résorption immédiate, et, partant, d'éviter l'abcès du second cas. Voici comment doit être obtenue cette résorption immédiate. Je suppose une ecchymose survenue au front, elle forme bosse blanche, il faut opérer tout alentour une série d'écrasements opérés avec la pulpe des pouces. Ces écrasements seront concentriques et se rapprocheront peu à peu de l'endroit où l'épanchement sanguin forme une protubérance.

Si cette protubérance diminue sous l'action de cet écrasement il faut le continuer jusqu'à complète résorption ; si elle ne diminue qu'en partie, il faudra avec un pouce continuer l'écrasement alentour et avec l'autre écraser sur la protubérance même. Dans tous les cas, cette protubérance doit céder. De cette façon-là on évitera ces plaques qui, partant du bleu, passent par toute la gamme pour arriver au jaune et qui, si elles ne sont pas douloureuses, sont tout au moins disgracieuses et jettent un tantinet de ridicule sur celui qui les porte.

Sur les autres parties du corps il faudra masser au-dessus de la bosse et l'écraser ensuite.

Quelques mots sur le foot-ball et le massage qui lui est approprié.

Le foot-ball est un jeu sportif ; c'est une combi-

naison du sport qui réclame l'intelligence de l'effort.
On peut dire que pour jouer le foot-ball il faut de
la tête et des jambes : savoir et courir, tel est
l'aphorisme du foot-balleur.

Je ne vois pas de massage spécial pour ce sport,
je ne puis que conseiller à ses adeptes de bien
vouloir se reporter au chapitre de la course à pied
et d'employer les massages qui y sont décrits,
ainsi que la gymnastique de résistance appropriée.

Pour ce qui est de la respiration le foot-balleur
fera bien de développer sa cage thoracique, car il
ne suffit pas toujours d'aller vite, il faut quelquefois aller longtemps et vite.

La seule recommandation que je ferai au sujet
du massage des cuisses sera de masser énergiquement le groupe antérieur et d'opérer une gymnastique de résistance du pied. Voici comment
s'obtient cette gymnastique de résistance : le sportsman a le pied allongé, l'opérateur le saisit au
niveau des orteils et, tandis que le sujet élève et
abaisse successivement son pied, il résiste à l'accomplissement de ces mouvements.

Le foot-balleur qui aura plaies et bosses sur le
terrain appliquera au traitement de celles-ci la
méthode que j'ai indiquée au chapitre de la boxe.

POIDS ET HALTÈRES

Considérations générales.

Peu de sports donnent à l'homme cette confiance en sa force intrinsèque comme la pratique des poids et des haltères. A soulever un poids de plus en plus lourd, l'homme acquiert la confiance en ses muscles et aussi en ses poings; je serais presque tenté de croire que cette pratique est l'ABC du « Self defence ». quoi qu'en dise Ré-Nié. La pratique des poids procure des biceps et des deltoïdes très puissants, très résistants aussi. La colonne vertébrale, et les muscles qui viennent s'insérer sur elle, acquièrent une force de résistance peu ordinaire dans la position classique du souleveur d'haltères.

Indépendamment de ces avantages musculaires constatés à priori, ce sport est susceptible de provoquer une augmentation de la capacité thoracique. En effet, ce mouvement d'élévation remonte forcément la cage au delà de ses limites ordinaires, et le souleveur de poids a besoin de bien emplir ses poumons pour leur faire servir de base de résistance aux bras. Ce mouvement est tellement instinctif que l'on voit rarement un homme, qui va se livrer à un effort de traction, ne pas y obéir.

L'acte de se courber vers une haltère, posée à terre, pour la soulever, implique nécessairement un effort des lombaires et des dorsaux ; celui de résister, une fois l'haltère amenée aux épaules, tout en exigeant une contraction violente des branches latérales du trapèze, provoque un élargissement de la poitrine, car l'athlète respire à fond à ce moment-là et la position des bras est favorable à cet élargissement. Le mouvement d'élévation « à bout de bras » va développer la cage en hauteur, mais aussi en profondeur, car la résistance éprouvée fera fatalement refouler de l'air vers les bases pulmonaires. Pour maintenir le poids soulevé il faudra une résistance des lombaires, mais la sangle abdominale y trouvera un large profit. Je ne vois guère qu'une objection à formuler contre ce sport éminemment puissant : c'est que l'air inspiré est gardé trop longtemps dans les poumons et qu'il y a congestion momentanée dans les vaisseaux sanguins ; et puis... dame ! il y a la fâcheuse hernie, mais qui en est à l'abri par ces temps de dégénérescence du péritoine ? D'ailleurs, il y a des ceintures spéciales qui sont construites en vue de les éviter. Je ne formulerai pas la même objection d'ordre général contre ce port que celle opposée à la lutte. Il n'est pas que les natures d'exception qui puissent faire des poids, mais ce sont précisément les faibles qui devraient s'y adonner, car, je le répète et on ne le répètera jamais assez, c'est une des meilleures gymnastiques respiratoires pourvu que l'individu ne se livre pas à des efforts brusques et *ne veuille aller au delà de ses moyens physiques*. L'enlèvement d'une haltère « à la volée » constitue le meilleur critérium musculaire des régions dorsales, et les adolescents feront bien de s'y livrer un peu pour remédier aux faiblesses constitutionnelles de leurs colonnes vertébrales.

Les massages applicables ici seraient nombreux si nous voulions envisager le côté thérapeutique de ce sport; ce serait entrer dans des vues qui ne constituent pas notre but, strictement limité à la sélection physique par des moyens *sportifs*. (J'entends ce qualificatif comme devant limiter ces moyens à des pratiques agréables pour l'individu et non obligatoires, comme une médication prescrite, par exemple.) Je n'envisagerai donc que les massages susceptibles d'assurer un bon équilibre physiologique après l'effort, et une progression rapide du développement musculaire de l'athlète ou de l'être physique. Ces massages sont une suite de massages partiels qui, bien enchaînés, ressemblent fort à un massage semi-général. Ils agiront sur les bras, sur les deltoïdes, sur les pectoraux, sur le trapèze, sur les lombaires. Je les borne à ces régions-là estimant que les jambes fatiguent peu et que la sangle abdominale peut se suffire à elle-même.

Du massage des bras.

Le massage appliqué au sport que je traite en ce moment diffère des autres massages en ce sens qu'il n'aura pas à ménager la souplesse musculaire et que, partant, il pourra être très profond en même temps que suffisamment prolongé. Les mouvements qui le composent sont les suivants, pour ce qui concerne les bras : effleurages, pétrissages, écrasements (cette manipulation opérée après l'effort seulement), tapottements.

Les effleurages seront pratiqués de la même façon que je les ai déjà décrits. Un effleurage commencé dans la main doit se terminer au biceps, tandis qu'un effleurage commençant sur la surface externe se terminera au triceps.

Ces effleurages seront au nombre d'une dizaine sur chacun des trajets indiqués ; ils seront profonds de prime abord et ne croîtront qu'en rapidité. A ces effleurages succèderont des pétrissages ; ils débuteront par le point le plus rapproché du deltoïde. Ces pétrissages descendront graduellement vers le coude ; ils intéresseront le biceps pendant une durée d'environ une minute, puis ils franchiront le pli de la saignée et intéresseront les fléchisseurs digitaux. Sur toutes ces régions ils seront profonds, mais toujours sans à-coups.

Sur les fléchisseurs des doigts leur durée sera d'une minute aussi environ. Lorsque ces parties du bras seront pétries, il faudra s'occuper des antagonistes qui, eux aussi, jouent leur rôle dans la descente du poids ou de l'haltère vers la terre. Les pétrissages qui intéresseront le triceps seront pratiqués d'une façon analogue à ceux qui auront été pratiqués sur le biceps. Leur durée sera semblable elle aussi. Les pétrissages opérés sur les extenseurs des doigts seront identiques à ceux pratiqués sur les fléchisseurs. Leur durée est la même.

A ces pétrissages succèderont des écrasements. Ces écrasements ne sont plus les mêmes que ceux que nous avons vus jusqu'à présent ; ils tiennent moins de l'écrasement que du pétrissage, et leur teneur ressemble plutôt à une malaxation qu'à un écrasement.

Pour les opérer on devra s'y prendre de la façon suivante : on applique une main à plat sur le triceps et l'autre sur le biceps. On comprimera assez fortement ces deux muscles entre les mains ainsi opposées et, par un mouvement rotatoire de celles-ci, on fera rouler, pour ainsi dire, les

muscles sur l'humérus. Sur l'avant-bras cette
opération se réduira à un écrasement ordinaire,
tel qu'il a été décrit en une autre partie du volume.
La durée de ces manipulations sera d'environ une
minute par membre.

Après ces écrasements ainsi modifiés l'opérateur
exécutera une série de tapottements qui seront
effectués sur un trajet aller et retour, partant de
l'articulation de l'épaule (articulation glénoïde) et
se terminant au poignet pour remonter vers leur
point de départ.

Ces tapottements seront assez énergiques et
assez rapides ; leur durée sera d'une demi-minute
pour le membre.

Lorsque toutes ces manipulations auront été
pratiquées sur chaque bras il faudra s'occuper des
deltoïdes. J'ai déjà décrit ce massage ; je vais le
répéter pour éviter au lecteur des recherches inutiles. Pour masser un deltoïde il faut placer le
bras dans une position favorable au relâchement
du muscle. Ce relâchement s'obtiendra en élevant
le bras à la hauteur de l'épaule après l'avoir préalablement placé sur une surface résistante. Au
cas où cette surface ne serait pas sous la main,
voici une manière assez simple de l'obtenir : on
fait asseoir son client sur une chaise, on se place
assis face à son côté, et l'on place la main qui correspond au bras à masser sur sa propre épaule.
Le deltoïde est offert à la main de l'opérateur

dans un état de relâchement complet. Les manipulations qui seront opérées sur le deltoïde sont au nombre de quatre, ce sont : des effleurages, des pétrissages, des écrasements, des tapottements.

Les effleurages devront commencer vers le tiers supérieur du bras (point où vient s'insérer ce muscle sur l'humérus) et devront se continuer jusqu'à la base du cou. Comme ces effleurages et les manipulations qui vont être décrites plus loin sont susceptibles d'intéresser un muscle important : le sterno-cléido-mastoïdien, il sera bon de faire pencher la tête du sujet vers le deltoïde en travail.

Les effleurages seront au nombre d'une vingtaine environ ; ils seront très profonds dès le début, et croîtront encore en profondeur et en vitesse durant leur application.

Sur la masse deltoïdienne ils seront pratiqués avec la paume de la main, et vers la base du cou avec la main bien apposée sur les régions avoisinantes. C'est dire que les quatre doigts réunis porteront sur la région claviculaire, tandis que le pouce suivra le bord supérieur de l'omoplate.

Les pétrissages seront pratiqués avec les pouces opposés aux doigts ; ils commenceront vers la base du cou, qui sera pétrie avec prudence, cette région recouvrant des vaisseaux importants. De là ils descendront graduellement vers la masse deltoïdienne qui sera pétrie très énergiquement. La durée de ces pétrissages sera d'environ deux minutes. Lorsqu'ils seront terminés il faudra pratiquer des écrasements progressifs. Ces écrasements seront pratiqués sur la masse du deltoïde seulement, et avec la surface plane des poings fermés et opérant un mouvement de rotation. Leur durée sera d'une minute environ ; ils devront progresser en profondeur.

Les tapottements succèderont à cette manipulation ; ils seront rapides et profonds et n'intéresseront que la masse du muscle. Ils seront pratiqués sur un trajet aller et retour, partant du tiers supérieur du bras pour aller un peu au-dessus de l'articulation de l'épaule et revenir à leur point de départ. Leur durée sera d'une demi-minute environ.

Lorsque cette manipulation sera terminée il faudra masser l'autre deltoïde, ce après quoi on passera au massage du trapèze. Pour pratiquer ce massage, il faut encore placer le sujet dans une position favorable, c'est-à-dire dans une position qui permette le relâchement des branches latérales de ce muscle. On obtient cette position en plaçant l'athlète dans la position à plat ventre, et en lui ramenant les mains sous le menton. Cette position a l'avantage de faire relâcher les branches latérales, et, en obligeant la tête à se renverser en arrière, favorise aussi le relâchement de la partie du muscle qui tapisse les vertèbres cervicales, et qui vient s'insérer à la base du crâne.

Lorsque le sujet aura été placé dans cette position il faudra commencer les effleurages. Ces effleurages suivront les directions déjà indiquées par ailleurs. Ces directions empruntent à peu près le tracé d'un losange coupé par une ligne le partageant en deux.

Ces directions sont les suivantes : du cou à l'épaule, des premières dorsales à l'épaule, des dernières dorsales à l'épaule. Une dizaine d'effleurages sur chacune de ces directions sont nécessaires. Ils seront très profonds et croîtront encore en vitesse et en profondeur, au fur et à mesure que leur nombre décroîtra.

Lorsque ces effleurages seront terminés on pratiquera une série de pétrissages. Ils emprunteront les directions précitées.

Une série de pétrissages partira donc de la base du cou pour aller à l'épaule, une autre des premières dorsales pour aller aussi à l'épaule, une dernière qui partira des dernières dorsales pour aller à cette même épaule. Ces pétrissages seront profonds, point rapides eu égard à l'action qu'exerce le massage du trapèze sur la circulation cérébrale. Comme il ne serait pas très commode à l'opérateur de pétrir à pleines mains je lui conseille de pétrir avec les pulpes des doigts opposées aux pouces. La durée de ces manipulations sera de deux à trois minutes environ, pour chaque moitié du muscle, ce qui représente une durée totale de quatre minutes environ pour le muscle entier.

La manipulation qui suivra les pétrissages est un écrasement opéré avec les pouces au niveau du cou, c'est-à-dire sur les branches qui vont du cou à l'épaule ; avec la surface externe du poing fermé sur les autres directions. Ces écrasements seront profonds, mais d'une profondeur distribuée progressivement aux environs du cou ; sur les autres faisceaux musculaires ils pourront être profonds de prime abord. Leur durée totale pour le muscle entier sera de une à deux minutes environ.

Une série de tapottements complètera les manipulations que je viens de décrire ; ces tapottements emprunteront les mêmes directions indiquées, avec cette modification qu'ils seront appliqués sur un trajet aller et retour. C'est dire que les tapottements, ayant pris leur point de départ à la base du cou, devront y retourner après avoir agi sur l'arrière de l'articulation glénoïde (épaule). De même pour les faisceaux horizontaux et ascencendants. Leur durée sera d'une à deux minutes pour le muscle.

Ici peut entrer en ligne de compte l'action des vibrations opérées sur le trapèze. Ces vibrations ont une excellente action sur les centres nerveux, qui sont situés au-dessous de ce muscle, mais comme leur action n'est pas très indiquée en ce sport où la volonté tenace est plus en jeu que l'intelligence tactique, je me bornerai à les décrire sommairement et comme indication seulement, la vibration étant une manœuvre plutôt agréable pour le sujet.

Ayant placé les muscles de son bras en tétanos physiologique, l'opérateur appliquera ses deux mains au niveau de la base du crâne, et descendra en vibrant, le long de la colonne vertébrale, jusqu'au niveau des faisceaux latéraux ; arrivé à cet endroit, qui marque la moitié du muscle dans son sens horizontal, l'opérateur marquera un temps d'arrêt, puis vibrera rapidement sur les faisceaux horizontaux pour atteindre les articulations glénoïdes. Ces vibrations ont une action très sédative sur les centres nerveux, et tels athlètes, même parmi ceux qui pratiquent le sport violent que nous traitons, y trouveront un calmant nerveux dont leur énergie retirera un large profit.

Voici le massage du trapèze ; il ne nous reste plus à décrire que le massage des pectoraux. J'ai décrit ce massage, mais comme il diffère sensiblement dans son application à ce sport athlétique je vais le décrire à nouveau. Le lecteur me pardonnera certainement toutes ces redites lorsqu'il réfléchira que la physiologie humaine est un clavier infini, sur lequel les doigts du masseur doivent observer parfois des nuances très subtiles et qui échappent au spectateur à première impression.

Comme le trapèze, un pectoral est composé de différents faisceaux musculaires qui ne suivent pas tous la même direction. On observe, en principe, trois directions ; je dis en principe, car en réalité ce muscle est composé de fibres qui s'irradient vers une base plus étendue que le sommet (le sternum). Ces directions correspondent à peu près aux indications topographiques suivantes : la première direction part du sommet du sternum pour aboutir au niveau de la quatrième côte, la seconde direction part de la moitié de cet os pour aboutir au même point, et la dernière part de sa base pour aboutir, elle aussi, à cette quatrième côte.

Toutes les opérations qui vont être décrites suivront ces directions. Ces opérations sont au nombre de trois : effleurages, écrasements, tapottements. Elles ne pourront pas être très profondes, car un pectoral s'étale sur une grande surface mais, par contre, n'est pas très épais. On comprend aisément que, sur un muscle mince, il n'est pas besoin d'agir violemment, les faisceaux étant tous atteints par une manipulation raisonnable, surtout si ce muscle, comme le pectoral, se trouve situé immédiatement après le tissu cutané et une couche de tissus adipeux.

Les effleurages commenceront au sternum pour aboutir, en suivant les directions indiquées, à la quatrième côte. Sur chacune de ces directions ils seront au nombre d'une dizaine. Ils ne progresseront qu'en rapidité.

Lorsque ces effleurages seront terminés sur les trois directions d'un des deux pectoraux, on passera aux écrasements. Les pétrissages sont supprimés ici, leur utilité s'effaçant, à mon avis, devant celle des écrasements. Je m'explique : si l'on voulait pétrir un pectoral il faudrait fatalement le faire avec le pouce opposé aux deux premiers doigts. On serait condamné à saisir ainsi les tissus les plus souples : la peau et la couche de graisse. Quel avantage les fibres musculaires retireraient-elles de cette manœuvre ? Aucun. Au contraire, si vous appuyez sur le muscle avec la surface externe du poing fermé, qui remplit ici le rôle d'un tampon parfaitement souple et docile aux formes à épouser, vous comprimez le muscle sur une surface résistante.

La cage thoracique joue là le rôle de cette surface résistante (le pouce dans le pétrissage ordinaire), et la surface externe du poing fermé le rôle de la surface semi-élastique (la paume de la main dans le pétrissage habituel). Pour peu que l'on imprime un mouvement demi-rotatoire, allant d'avant en arrière, aux poings ainsi posés, on voit que cet écrasement n'est en réalité qu'un pétrissage commandé, et obtenu de cette façon seulement par la conformation et la situation anatomique des pectoraux.

Il va sans dire que ces écrasements devront suivre les directions indiquées dans l'exposé des autres manipulations. Leur durée totale sera de deux minutes environ.

Lorsque ces écrasements seront terminés il faudra pratiquer les tapottements. Ces tapotte-ments seront légers et rapides. J'ai déjà dit qu'il fallait être circonspect lorsqu'on agissait sur des régions surplombant des organes essentiels, sur-tout avec des manipulations aussi violentes que les tapottements. Or, quels organes sont plus essen-tiels que les poumons et le cœur ? Et qui peut dire, à première vue, si l'état constitutionnel de ces organes ne comporte pas une contre-indication ? On le voit il faut savoir doser en quelque sorte les manipulations du massage comme un médecin dose une médication, suivant la nature de son client. La durée de ces tapottements, *légers*, sera d'une demi-minute environ pour le pectoral gauche ; ils pourront être prolongés un peu au delà de ce laps de temps sur le pectoral droit, mais ils devront toujours garder leur degré de profondeur et seront très utilement accrus en vitesse, mais seulement en vitesse, lecteur !

Ici s'arrêtent les manipulations de ce massage sportif. Il ne faut pas s'y tromper ; ce n'est pas un ensemble d'opérations qui puissent rendre de grands services au point de vue hygiénique. Seul le massage général, tel qu'il a été décrit au chapitre de la natation, peut convenir à ceux qui n'ambitionnent pas la perfection sportive, mais qui demandent au

10.

sport de leur procurer de la vigueur tout en les
maintenant dans un bon équilibre physiologique.

Gymnastique de résistance.

Comme je l'ai fait pour les sports précédents,
je vais indiquer une gymnastique de résistance
capable de compléter l'action du massage, ou, pour
être plus précis, capable d'aller au delà de cette
action.

Cette gymnastique comprend deux grandes
sortes de mouvements : les mouvements des bras
destinés à augmenter la résistance de leurs muscles,
les mouvements vertébraux destinés à fortifier les
muscles qui assurent la mobilité de cette partie
de l'ossature humaine.

Mouvements de bras.

Les mouvements qui composent la gymnastique
de résistance des bras sont de deux sortes : mouvements de flexion de l'avant-bras sur le bras,
mouvements d'élévation du bras.

Les mouvements de flexion de l'avant-bras
seront obtenus de la façon suivante : l'opérateur
fera asseoir son client à côté d'une table ou d'une
surface plane quelconque. Ceci fait, il lui fera
allonger le bras, de façon à le mettre en contact
général avec cette surface plane. Il lui ordonnera

de fléchir l'avant-bras ; après lui avoir préalablement saisi le poignet avec la main droite, la main gauche sera mise en couteau dans le pli de la saignée, de façon à bien maintenir le coude en contact avec la surface de résistance. Il résistera progressivement à l'accomplissement de ce mouvement de flexion pour arriver à faire marquer un temps d'arrêt (par force résistante) vers la mi-course de l'avant-bras. Ce temps d'arrêt ayant été marqué, il laissera l'avant-bras terminer sa course, tout en résistant énergiquement cependant. Ce mouvement sera répété une dizaine de fois de suite, ce après quoi on pratiquera les mouvements d'élévation du bras. Ces mouvements sont de deux sortes : mouvements d'élévation latérale, mouvements d'élévation horizontale, puis verticale.

Les mouvements d'élévation latérale seront pratiqués de la façon suivante : l'opérateur placera son client debout et fera face au côté du bras à l'élévation duquel il veut résister. Ceci fait, il mettra le bras à travailler dans la position dite : le petit doigt sur la couture, etc. Il placera sa main droite sur le tiers inférieur de l'avant-bras et sa main gauche sur la surface externe de la main. Ces dispositions prises, il ordonnera l'élévation du bras jusqu'à la hauteur de l'épaule en résistant progressivement. Arrivé à ce point de la course du bras, il ordonnera de prolonger le mouvement légèrement plus haut ; la résistance dans cette dernière partie de l'exécution devra être moindre, car il faut tenir compte que cette prolongation de la course latérale du bras est un peu exceptionnelle. Ces mouvements seront répétés de dix à douze fois, et la résistance devra suivre une loi de progression : celle qui est admise généralement dans les méthodes d'entraînement.

Les autres mouvements d'élévation que j'ai qualifiés de mouvements d'élévation horizontale et verticale (pour adopter les termes les plus répandus de la gymnastique française) seront obtenus de la façon suivante : l'opérateur se placera, face à son client ; le bras de celui-ci sera placé dans la même position, mais avec cette modification qu'il gardera, cette fois, le poing fermé.

Après lui avoir saisi le poignet, il lui commandera l'élévation du bras jusqu'à la hauteur de l'épaule. Il résistera assez énergiquement à l'accomplissement de ce mouvement; arrivé à ce point de la course du bras, il fera marquer un temps d'arrêt, en augmentant sa force de résistance, et relâchera un peu cette force pour permettre à son sujet de poursuivre le mouvement jusqu'à la position verticale. Si le sujet est grand, il va de soi qu'il faudra préalablement le faire asseoir, mais il y a avantage à ce que ce mouvement soit opéré dans la station debout.

Ces mouvements d'élévation horizonto-verticale

devront se compliquer d'une gymnastique de résistance des antagonistes. Toutefois, cette gymnastique sera moins énergique que la précédente. Le tout sera répété une dizaine de fois.

Gymnastique vertébrale.

Cette gymnastique a pour but de fortifier les muscles qui assurent le redressement du corps après sa flexion. Elle se compliquera d'une autre gymnastique qui, pour ne pas être vertébrale, n'en sera pas moins utile pour cela.

La gymnastique vertébrale du redressement du corps sera obtenue de la façon suivante : l'opérateur ordonnera la flexion du corps en avant. Cette flexion devra être prolongée le plus possible ; celle-ci obtenue, il apposera ses deux mains sur les épaules de son client et lui ordonnera de se redresser. Il opposera une résistance très énergique à ce redressement et fera en sorte de faire marquer un temps d'arrêt vers la mi-temps de l'accomplissement du mouvement. Toutefois, il ne faut pas brusquer la résistance et procéder par pesées brutales sur les épaules de l'athlète. Ce mouvement sera répété une dizaine de fois.

L'autre mouvement de résistance intéresse les muscles qui assurent la flexion du corps à droite et à gauche. Pour l'exécuter il n'y aura qu'à opposer à l'épaule, qui va s'incliner vers la terre, le

propre poids de l'opérateur. Ce mouvement devra
se compliquer du mouvement antagoniste. Pour
exécuter celui-ci il faudra que l'opérateur saisisse
le bras du sujet pour s'opposer au redressement
du corps. Il pourra faire d'une pierre deux coups
et, pendant qu'il tiendra le bras, il pourra adonner
la flexion vers l'autre côté.

Ces mouvements seront pratiqués une dizaine
de fois, eux aussi.

Du massage désassimilateur.

Il est évident qu'ici, comme dans les autres
branches sportives, un massage désassimilateur,
après l'entraînement ou l'épreuve, est de rigueur.
Outre que ce sport réclame des contractions musculaires très violentes, il a cet inconvénient d'obli-
ger l'athlète à rester sur son inspiration pulmonaire. L'acide carbonique est donc moins facilement
désassimilé, et ce n'est pas là une des moindres
causes qui font de la musculature du souleveur de
poids une musculature éminemment rigide, mais
de beaucoup moins souple.

Je ne décrirai pas à nouveau ce massage ; il est
sensiblement différent du précédent en ce qu'il
devra agir plutôt sur la circulation intra et extra-
musculaire que sur le muscle lui-même, mais je
laisse au lecteur le soin d'observer lui-même cette
nuance, et je me bornerai à lui indiquer que les

manipulations qui sont propres à faciliter ces
désassimilations sont les suivantes : effleurages,
pétrissages, écrasements. Les tapottements sont
des mouvements trop fatigants et impropres à ce
massage.

SAUT EN HAUTEUR ET EN LONGUEUR

Considérations générales.

Beau sport ! qui donne de l'esthétique et de la souplesse au corps de celui qui le pratique. La première condition à remplir par le sportsman qui veut s'y adonner est de se maintenir au poids. Il est évident qu'il faut que le sauteur ait la crainte de la graisse, comme le bien portant a peur de la maladie. Le tissu adipeux est certainement utile au corps humain comme réserve, mais il ne faut pas qu'il soit trop abondant, car, non seulement il devient une surcharge pour celui-ci, mais un véritable danger. Au point de vue athlétique, le tissu adipeux est absolument inutile à l'organisme ; l'athlète doit avoir une nourriture assez complète pour ne pas avoir besoin d'emprunter à des tissus de surcharge leurs matériaux de réserve. Outre cette nourriture équilibrant bien les dépenses, l'homme doit avoir le souci constant de conserver un foie intact, qui puisse subvenir aux dépenses de l'organisme pendant les efforts.

La physiologie du mouvement de saut, que ce soit en longueur ou en hauteur, est basée sur la rotation du corps sur les chevilles et sur la faculté d'énergie contractile des gémeaux. Outre cette faculté il faut que le sauteur maintienne ses lombaires dans un état de constante souplesse, non seulement pour conserver l'élégance du saut mais surtout pour prolonger, le cas échéant.

Le massage interviendra très avantageusement pour empêcher les acides de durcir ces muscles, qui doivent conserver ce qu'il est convenu d'appeler : « leur souplesse. » Ce massage est très simple, puisqu'il n'intéressera guère qu'un groupe musculaire ; il se compliquera d'une gymnastique de résistance spéciale qui, bien appliquée, donnera d'excellents résultats. Le massage devra être stimulant avant l'épreuve ou l'entraînement, désassimilateur après l'effort. La gymnastique de résistance sera pratiquée après le massage stimulant.

Massage stimulant.

Le massage stimulant, appliqué au saut, intéressera seulement les groupes postérieurs de la jambe et de la cuisse. Il va sans dire qu'un léger massage devra être pratiqué sur les autres groupes, mais il ne sera franchement stimulant que sur les groupes postérieurs. Ce massage est composé des manipulations suivantes : effleurages, pétrissages, tapottements.

Pour masser ces groupes il faudra demander au sujet de se placer dans la position « à plat ventre » ; il faudra lui placer en outre un coussin sous les cous-de-pied, de façon à ce que tous les muscles qui composent le groupe postérieur soient bien relâchés.

Les effleurages seront très rapides et de plus en plus profonds ; ils commenceront au niveau du tendon d'Achille pour se terminer sur les trois fessiers qui composent la fesse : grand, moyen et petit fessiers. Sur ces muscles-ci ils changeront leur direction, c'est à-dire qu'ils deviendront latéraux. Leur nombre sera d'une vingtaine environ ; on forcera la dose les premiers jours de l'entrainement, de façon à maintenir le volume musculaire.

Les pétrissages seront actifs et rapides ; ils débuteront sur les trois fessiers pour descendre vers le tendon d'Achille. Ils descendront assez lentement vers ce tendon. Ces pétrissages seront pratiqués avec les quatre doigts opposés aux pouces ; ils devront intéresser chacune des directions suivies par les fessiers, puis le groupe postéro-externe, le groupe postérieur et enfin le groupe postéro-interne de la cuisse. Ces pétrissages se transformeront en un écrasement rotatoire sur le creux poplité. Sur les gémeaux il faudra pétrir chacun d'eux et non les deux ensemble. Cette façon d'opérer a cet avantage de faire agir les pétrissages non seulement sur le gémeau externe, mais aussi sur les péroniers. La durée totale de ces différents pétrissages, qui constituent une suite ininterrompue, sera de quatre à cinq minutes environ par membre. Ils seront comparativement plus prolongés sur le groupe postérieur de la jambe que sur les groupes postérieurs de la cuisse.

Les tapottements seront rapides, profonds sur les points où les muscles sont très volumineux. Ils débuteront sur le tendon d'Achille, remonteront jusque sur les fessiers et reviendront jusque sur le tendon d'Achille. La durée de ces pétrissages sera d'environ deux minutes par membre.

Une manipulation qui est assez importante, c'est l'opération qui consiste à travailler le tendon d'Achille. Cette masse résistante est entourée d'une gaine qui sécrète un liquide épais : la synovie. Cette gaine et ce liquide sont destinés à faciliter le glissement de ce tendon pendant les contractions musculaires. Il faut maintenir cette gaine dans un état de parfaite lubrification et veiller aussi à ce que la synovie ne soit pas sécrétée en trop grande abondance. Cet excès de synovie se répandrait le long de la gaine et entraverait le jeu musculaire. Outre cela, le tendon peut occasionner pendant le saut un éraillement sur la séreuse et faire déclarer une petite ténosite, qui gênerait douloureusement le sauteur. Ce tendon sera travaillé par un écrasement consciencieux, opéré avec les pulpes des pouces ; sa durée peut varier entre une et deux minutes par membre.

Lorsque toutes ces manipulations seront terminées il faudra pratiquer un massage des autres groupes du membre, qui ont aussi leur action quand le sauteur se reçoit après le bond. Ce massage comprendra des effleurages, des pétrissages, quelques tapottements. Il sera d'une forme plus légère que le massage qui vient d'être décrit.

Un massage qui a aussi son utilité est celui des lombaires ; non que ces muscles aient un travail formidable dans ce sport, mais leur souplesse peut rendre d'excellents services. Les abdominaux, dans le mouvement de flexion du corps, qui est la position classique pendant le saut, ont besoin d'être légèrement travaillés. Je ne décrirai pas ce massage à nouveau, je l'ai déjà décrit quand j'ai traité la marche et la course à pied ; le lecteur pourra s'y reporter.

Gymnastique de résistance.

Comme toujours, je vais mettre à la portée de

l'athlète une gymnastique de résistance. Cette gymnastique portera exclusivement sur le jeu des groupes postérieurs de la cuisse et de la jambe, sur les lombaires et les abdominaux.

Pour opérer la gymnastique de résistance des groupes postérieurs de la jambe il faudra s'y prendre de la façon suivante : on fera asseoir l'athlète sur un plan assez résistant, les jambes le débordant. Ceci fait, l'opérateur se placera face à l'athlète, lui saisira le pied au niveau des orteils et, lui ayant préalablement ordonné de relever le pied vers la jambe, lui ordonnera l'extension de celui-ci en opposant une force de résistance assez grande. Pour que ce mouvement soit bien exécuté il faut que le pied seul se mobilise et que la jambe et la cuisse restent immobiles. Ces mouvements seront répétés une vingtaine de fois à chaque pied, ce après quoi il faudra s'occuper de la gymnastique de résistance des groupes postérieurs de la cuisse. Pour bien opérer cette gymnastique il faudra s'y prendre de la façon suivante : l'opérateur fera fléchir la cuisse du sujet vers son abdomen et, ceci fait, lui ordonnera de relever la jambe jusqu'à la mettre en ligne droite avec la cuisse. Arrivé à ce point du mouvement, il saisira la jambe au niveau des malléoles et s'opposera au mouvement de flexion qu'il aura commandé. Pour que ce mouvement de flexion soit exécuté convenablement il faut que la cuisse reste immobile et que, seule, la jambe exécute cette course. Le mouvement contraire sera fait sans qu'aucune résistance préside à son accomplissement. Ce mouvement de flexion sera répété une quinzaine de fois.

La gymnastique des lombaires est la même que celle qui a été décrite dans le chapitre précédent, avec cette modification importante qu'elle devra se poursuivre au delà des limites ordinaires. Cette gymnastique s'obtiendra de la façon suivante : l'opérateur fera fléchir son client vers la terre et, lui ayant apposé les mains sur les épaules, lui ordonnera de se relever ; après lui avoir fait marquer un temps d'arrêt dans la position debout, il fera poursuivre ce mouvement un peu en arrière en résistant à l'accomplissement de ce mouvement. Le tout sera répété une dizaine de fois ; chaque mouvement se compliquera du mouvement de résistance des abdominaux. Ce mouvement est tout simplement le mouvement contraire de l'autre : lorsque le sujet sera bien fléchi en arrière, l'opérateur apposera ses mains au-devant des épaules et s'opposera à la flexion du corps vers la terre. Ces mouvements seront répétés autant de fois que les précédents auront été effectués.

Le massage désassimilateur.

Le massage désassimilateur aura à agir indistinctement sur toute la jambe et toute la cuisse; il insistera davantage sur leurs groupes postérieurs que sur les autres groupes et sera composé des manipulations suivantes : effleurages, pétrissages, écrasements. Les effleurages seront lents au début et progresseront en profondeur et en rapidité. Ils débuteront par les groupes antérieurs, sur lesquels ils seront au nombre d'une dizaine environ. Les pétrissages seront pratiqués ensuite ; leur durée sera d'une minute environ pour les groupes antérieurs de la cuisse, qui seront pétris d'une façon générale. Les écrasements pourront être supprimés dans cette partie du massage, leur utilité n'étant pas absolument démontrée sur ces groupes musculaires. Lorsque les groupes antérieurs des deux membres auront été massés il faudra s'occuper des groupes postérieurs. Ces groupes devront être travaillés très consciencieusement; j'ai, maintes fois déja, expliqué pourquoi.

Le sujet se placera dans la position dite : du décubitus dorsal, c'est-à-dire à plat ventre sur le lit ou sur la table de massage. L'opérateur commencera par pratiquer les effleurages des fessiers ; ces effleurages seront latéraux ; ils partiront de la commissure fessière pour contourner légèrement les hanches. Ces effleurages seront au nombre d'une vingtaine environ sur chacun des groupes fessiers ; ils seront très profonds dès le début, et je conseillerais volontiers de les faire avec la sur-

face plane qu'offrent les doigts fermés ; leur rapidité augmentera au fur et à mesure que leur
nombre décroîtra. Lorsque ces effleurages seront
terminés il faudra pratiquer immédiatement les
pétrissages de ces muscles. Ces pétrissages sont
latéraux, eux aussi. Ils seront pratiqués à pleines
mains, devront être très énergiques et avoir une
durée d'environ une minute et demie sur chaque
fesse. Des écrasements succèderont à ces manipulations ; ils seront pratiqués avec la surface
plane que forme la partie externe du poing fermé.
Ces écrasements seront rotatoires vers le centre,
profonds, et devront avoir une durée d'environ une
minute par groupe musculaire. On voit ainsi que,
dans ce massage, on termine toutes les manipulations sur un groupe avant de passer à un autre.

Lorsque les fessiers seront terminés il faudra pratiquer ces mêmes opérations sur les groupes postéro-
interne et postéro-externe de la cuisse. Les effleurages seront profonds et au nombre d'une vingtaine, répandus sur toute la surface postérieure du
groupe. Les pétrissages intéresseront trois parties :
une partie postérieure, une partie postéro-interne
et une partie postéro-externe. Leur durée sera de
deux à trois minutes environ par cuisse. Les écrasements seront pratiqués un peu plus généralement ;
il suffit qu'ils soient bien appliqués sur toute la
surface crurale.

Lorsque la cuisse sera terminée il faudra pratiquer un écrasement consciencieux du creux poplité, qui durera une demi-minute environ au maximum, puis passer au massage des groupes jambiers. Les effleurages seront pratiqués d'une façon interne et d'une façon externe ; leur nombre sera de vingt environ. Ils seront rapides de prime abord et croîtront en rapidité. Les pétrissages intéresseront chacun de ces groupes précités. Les écrasements seront pratiqués de la même manière que sur la cuisse ; leur durée sera d'une minute environ. Ce massage devra se terminer par un bon écrasement du tendon d'Achille, écrasement qui sera opéré avec les pulpes des pouces.

Quelques conseils au sauteur.

Comme le jockey le sauteur devra se maintenir au poids. Pour s'y maintenir il devra d'abord y parvenir ; qu'il emprunte le mode d'entraînement qui lui conviendra le mieux pour cela. Lorsqu'il sera parvenu à son poids minima, qu'il sera sûr de ne plus rien avoir à perdre, il faudra qu'il adopte un régime approprié à son sport. Je crois que le meilleur serait celui qui se composerait des aliments suivants :

Albuminoïdes.

Toutes les viandes, à l'exclusion du cheval et du porc, ces viandes étant ingérées rôties de préfé-

rence. Les œufs pris sous quelque manière que
ce soit. Les albuminoïdes nécessaires au corps
humain lui sont fournis par six œufs ou 4 à
500 grammes de viande rôtie.

Féculents.

Les légumes en général et particulièrement les
haricots et les pommes de terre. Ces aliments favo
risent l'embonpoint. Leur quantité sera quelque
peu réduite : 3 à 400 grammes par jour. Non
compris le pain.

Hydrocarbonés.

L'eau, dans quelque liquide de table qu'elle se
trouve. Le sel. Le sucre. Ce dernier en pierres
dans la quantité de dix pierres par jour. L'eau dans
la quantité de 2 litres environ.

Graisseux.

Aliments d'épargne servant à produire des combustions supplémentaires. Le beurre qui entre
dans la composition de la cuisine suffit largement.

Il faut que le sauteur qui n'a rien à perdre ait
un foie intact, donc aucun alcool et des carottes
assez souvent comme légumes.

· Lorsque le sauteur aura atteint son poids, il faudra qu'il s'y maintienne par les moyens à sa
portée : entraînement et massage. L'étuve est
aussi très favorable en ce sens qu'elle réclame le

fonctionnement surnaturel de l'appareil sudoripare. Les exercices d'assouplissement sont très utiles à l'homme qui veut se livrer à la pratique du saut ; homme raide mauvais sauteur : c'est un axiome, je vous le donne pour ce qu'il vaut.

FIN

TABLE

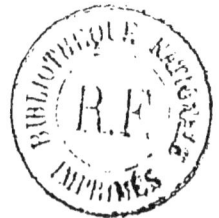

26-2-06. — Tours, Imp. E Arrault et Cⁱᵉ.

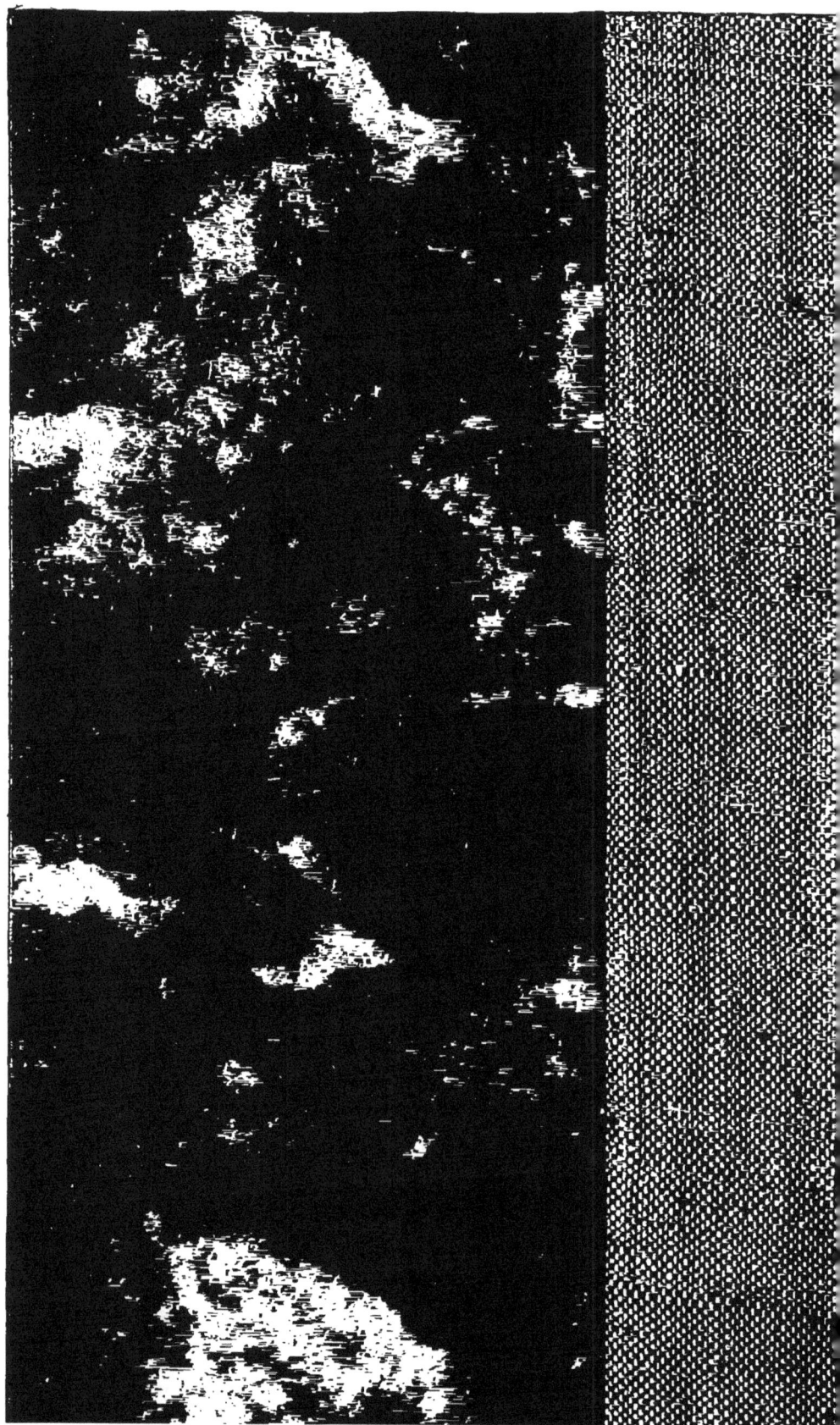

www.ingramcontent.com/pod-product-compliance
Lightning Source LLC
Chambersburg PA
CBHW070532200326
41519CB00013B/3023